神の液体

免疫力を取り戻せ！
ガンと鬱は自分で治す

滝沢 直也
TAKIZAWA NAOYA

目次

古代中国の山奥で、何も食べずに何年も生き続ける老人は、気を自在に操り、不老不死の力を得ていたそうです。その秘儀を得る為に修行をする者は、いつしか仙人と呼ばれるようになりました。それが仙道です。東洋思想において気、すなわち万物が持つエネルギーは、特に医家の間で重視されました。気は人の体を構成するからです。人体は「精・気・神」で構成されていて、私の解釈によれば神は気の大元になる霊力的なモノで、気は人体を動かすエネルギー、精はその結果出る、生きる力のようなものになります。神気《しんき》とは、万物を生む気（エネルギー）の事です。では、神液《しんえき》とは万物を生む液体なのか。そんな疑問を私は持ちました。仙道の中で、とりわけ重要視された神液とは、すなわち唾液の事です。唾液が万物を生む液体とはどういう事か。なぜそれを重要視したのか。そんな疑問に答えてくれたのは現代科学でした。

序章

健康って何？

健康とは何でしょうか。どんな状態が健康なのかという問いに、ほとんどの人は病気や痛みなどの症状が無いことだと答えるかもしれません。ＷＨＯによると、健康とは病気でないとか、弱っていないという事ではなく、肉体的にも、精神的にも、そして社会的にも、全てが満たされた状態と定義されています。なんて曖昧で分かりにくい表現でしょうか。実は、健康とは何かという問いに答えるのは、とても難しいことであり、専門家も素人も考えに大した変わりはないのです。健康とは人によって変わる概念であって、定義できるものではないからでしょう。一般的な健康像とは、単に病気がない体の事で、不健康とは病気がある体を意味しています。なので、健康診断で数値に異常がなく、体に不調を感じない人は自分を健康であると思っていることでしょう。たしかに西洋医学において、それは健康であるのかもしれません。しかし私たちが求める健康とは、病気ではなく寿命で死にたいとか、苦しまずにピンピンコロリで逝きたいとか、歳をとっても制限なく生活したいという意味なはずです。健康診断で去年は何も異常が無かったのに急に病気が発見された、なんて事はよく聞きますが、病気は突然に発生するものではありません。ほとんどの場合、必ず生活の中に理由があって徐々に発生していくものです。運悪く、いきなり病気になったと思う人が多いかもしれませんが、おそらくそれは健康を基準や数値で測れると勘違いしているからなのでしょう。

新型コロナウイルス

現在、新型コロナウイルスによるパンデミックが発生してから4年が経とうとしています。当初、どのニュースを見てもマスクは感染に有効であり、ワクチン接種が進めばパンデミック前の生活に戻れると、専門家と呼ばれる人が毎日テレビで呼びかけていたのを覚えているでしょうか。ワクチン接種が国民に求められ、現在、2回接種済みの国民は全体の8割を超えています。しかし、ほぼ全員がワクチンを接種しても、マスクをしても、一生懸命に消毒をしても、感染者は増え続けました。ワクチンは重症化を防ぎ、マスクはウイルス感染を防げると言われています。それは確かにそうなのでしょう。しかし、私はこれを本質的な対策とは思いません。病気の原因を自分以外（例えばウイルスや細胞の突然変異）に求めがちな現代の風潮に伝えたいことは、ウイルス感染や細胞の突然変異は病気の要因であって原因ではないという事です。

今回のパンデミックによって特に南米や北米、ヨーロッパで多くの命が奪われました。一方でアジアや日本では致死率がかなり低い状況にあります。その理由に、パンデミック初期、日本人はマスクに慣れているだとか、手洗いうがいをするからだとか、ある政治家は「日本人は民度が他と違う」と発言するように、そもそも感染していないという認識でした。しかしその後、感染者数は増え続け、検査数など統計学的な差異や変異株の特徴を考慮しても、決して日本人は新型コロナウイルスに感染しにくいわけでは無かったのです。それでも、低い致死率を保っている日本を含めたアジアの国々は、なぜ欧米と致死率に差があるのか。アジアの致死率を下げている要因は何なのか。これはファクターXとして研究が進められてきました。結論から言うと、これは日本人含めアジア人の免疫力が欧米諸国の人々と比べて高いことにあります。つまり、感染はするけど発症はしない。発症はするけど重症化しない。そうやってパンデミック初期には日本人の感染者数と致死率が抑えられてきたと私は推測しています。初期は、発症しなければＰＣＲ検査を受けませんでしたが、発症する人が増えるにつれて、濃厚接触者などの検査数が増えてきて、統計的に感染者数（陽性者数）が増えてきたのです。結果として感染者数は大きく増えましたが、それでも致死率は低いままなのです。それは、日本人の免疫力の高さによって発症と重症化が抑えられていただけで、感染しないわけではなかったことを意味しています。間違えていけないのは、感染と発症の意味は健康を考える上では天と地ほどの差があるという事です。さらに言えば、ＰＣＲ検査陽性と感染にも差があります。陽性だからといって免疫が突破されたとは言えませんし、感染したからといって免疫が負けたわけではありません。感染しても免疫が発症を抑え、発症しても免疫が重症化を防いでいるのです。よって、病気にならないという本質を語るのであれば、感染についてではなく、免疫に目を向けることが最も重要なのであります。

常に身近に存在するウイルスや細菌に対し、避けるような感染対策は効率的でしょうか。初めて遭遇するウイルスにさえ人間の免疫は適応します。古代から細菌やウイルスと共存してきた人間にとって、感染は許容しなければなりません。ウイルスなど外的要因が病気の原因だと勘違いして、ウイルスを全滅させることが最善の解決法ではないのです。ほとんどの場合、ウイルスと人間との共存バランスを崩すのは、人間の方が弱体化することに原因があります。新型コロナウイルスに限らず、感染症への最強の防衛策は『健康』であることです。不健康であるがゆえに感染し、発症し、重症化して、最悪の場合、死に至ります。アルコ

図0-1

免疫が弱くなると相対的にウイルスの力が勝る。
免疫が弱い事が病気の本質。

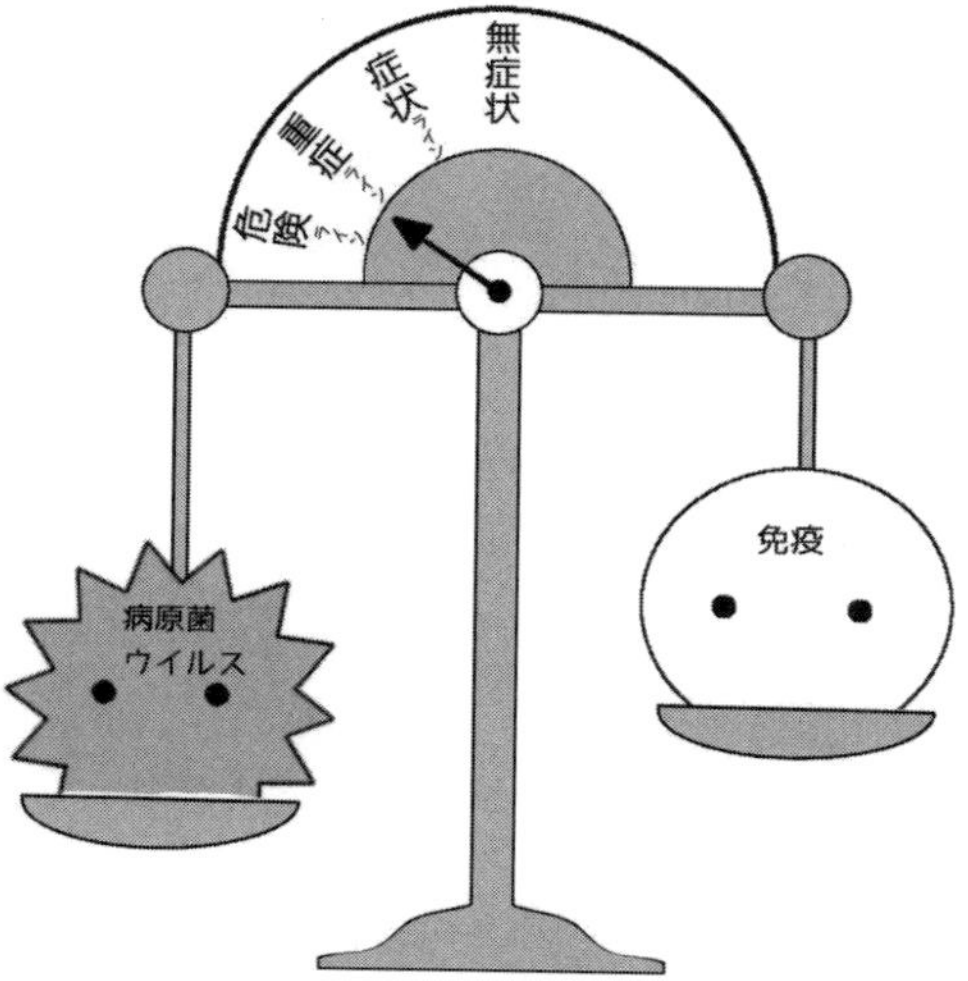

共存しているウイルスを殺す努力より、自分の免疫を上げる努力をしよう。

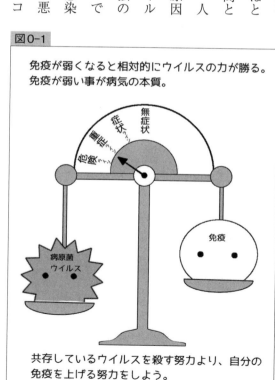

ール消毒やマスクの着用は「感染しない」為の対策ですが、私がここでお話するのは、感染しても「発症しない」、発症しても「重症化しない」対策です。その対策は「健康であること」これに尽きるのです。もし、ウイルスやガン細胞が体内に存在することが「病気」と言うならば、私たちは常に病気でしょう。なぜなら、細胞の突然変異やウイルス感染などは日常的に体内で起きているからです。しかし、その異常細胞は免疫によって処理されて、正常な体を保っています。免疫が機能していることで、異常な細胞は処理されて、悪化することなく、それに気づかずに過ごしているだけなのです。つまり、ウイルスやガン細胞が存在することは病気の要因であって、免疫力が低くなり正常な体を保てなくなることが病気の本質的な原因と言えるでしょう。図0-1

健康とは免疫力が高いこと

最新の研究によると新型コロナウイルス感染者のうち、重症者ほど抗体価が高い傾向にあることが分かっています。(1) これまでは抗体が多いほど免疫力は高く、回復も早いと思われてきましたが、この研究結果によると抗体は新型コロナウイルスに対して、回復に役立っていないという事が示唆されたのです。その研究結果を肯定するように、量子科学技術研究開発機構の平野理事長は、新型コロナウイルス重症化の理由はサイトカインストーム症候群であると言います。(2) サイトカインストームとは自分の免疫が暴走してサイトカインを過剰に生産し、抗体を増やし続けて、自らの細胞を攻撃してしまうという自己免疫異常です。つまり、新型コロナウイルス感染による重症化の原因はウイルスによる攻撃ではなく、自己免疫による攻撃という事になります。サイトカインストームは免疫力が高過ぎて起きるものではなく、免疫力が低下して起きるものです。抗体が増え続けるのに、なぜ免疫力が低いのか。抗体イコール免疫だと思ってきた人にとっては不思議な事でしょう。後述しますが、これは新型コロナウイルスだけに関わる問題ではなく、ガンなどの免疫疾患やうつ病などの精神障害にも関係する話なのです。（サイトカインストームについては91ページを参照）

ワクチンでの免疫活性化は抗体がターゲットなので、抗体価が高まり免疫力が上がったと思いきや、免疫をコントロールする機能が壊れていれば、免疫暴走でサイトカインストームを起こすでしょう。これは不健康であれば起こり得ることなので、抗体ワクチンを活かすには健康である必要があります。ワクチンで抗体を強化するという事は、ウイルスに対する攻撃力を上げるという事です。

しかし、その攻撃力をコントロールする力が無ければ、結局その攻撃は自分に向くことを知る必要があります。一般的にワクチンは免疫力を上げると思われていますが、それはコントロール力ありきの話であって、抗体の攻撃力をコントロールする力が無ければ自分を攻撃してしまうのです。つまり、私が言う免疫力とは、抗体量を増やすとか、ウイルスに対する攻撃力を上げるという事ではなく、抗体をコントロールできる能力を含めたもの全てにおいてです。それはすなわち健康になることでもあります。

私は、健康とは免疫力が高い状態だと本書では定義しています。人が病気になり、重症化し、死に至る本当の原因は自分にあります。その多くの原因は免疫力の低下なのです。新型コロナウイルス重症者の抗体価が高いことが教えてくれるように、体を攻撃しているのは自分の抗体だと知ることで、ウイルス感染だけではなく現代病の多くの原因が免疫異常であり、精神障害でさえ免疫力と密接に関わっている事を本書で伝えたいと思います。

1章　医療は哲学から科学へ

体という秩序

古代ギリシャ、医学の祖であるヒポクラテスは四体液説という体液論を唱えました。四体液とは血液、粘液、黒胆汁《こくたんじゅう》、黄胆汁《おうたんじゅう》です。この理論は、人間が持つ4種類の体液の調和によって身体《からだ》や精神の健康が保たれ、そのバランスが崩れると病気になってしまうという考えでした。当時はまだ解剖《かいぼう》学など無く、血液がなんの役割を担っているかさえ解明されていなかったので、黒胆汁や黄胆汁がどの体液の事を言っているのかは分かりません。それでも、その体液が実際に存在しているかどうかは重要ではなく、その時代の医学とは、科学的であるよりも哲学的でした。現代の医学常識から考えると、突拍子もない説に聞こえますが、その学説は人体哲学として後世に影響を与えています。中世ヨーロッパ、シェイクスピアの劇中のセリフにもその影響は残っていて、そこから推測するに、黒胆汁とは憂鬱《ゆううつ》や悲しい気分、その時の顔色を作る体液の事であり、黄胆汁は怒りやエネルギーを表し、その感情を作る体液の事だと読み取ることができます。つまり、当時は４つの体液がそれぞれの感情を生み出し、その影響で体に症状が表れるというような考え方だったのでしょう。例えば、顔が赤く怒りっぽい人は黄胆汁が多いためにバランスを崩している、というような診断を受けたのかもしれません。

元々、四体液説はインド医学から伝わったとも言われています。インドの伝統医学、アーユルヴェーダでは人の性格や気質、体質を分類するようなカテゴリーがあって、それぞれの体質に合う食べ物などが分類されていて、患者の体質ごとに治療方法が異なります。治療というよりも自分の気質と体質を知り、自らを健康へと導く術《すべ》と言った方が良いでしょう。例えば乾燥地帯に住んでいる人は、内向的で無口で憂鬱になりやすい（四体液説で言うと黒胆汁が多い）というような傾向に分類されます。それに沿って、積極的に食べるべき物を知り、その人に合った治療が選択されるのです。加えて、春夏秋冬があれば季節に伴い気質や体質は変化し、食べる物やその地で採れる作物が持つエネルギーにも体は影響されるので、それに応じた治療法となっていきます。

これは血液型診断に似ています。A型は几帳面でO型はおおざっぱだ。のように他にも、フランス人は愛にこだわり、アメリカ人は勝敗にこだわる。韓国人は思ったことをすぐ言うが、日本人ははっきり主張しない。ドイツ人はルールや約束に厳しいが、沖縄人は時間にルーズだとか…。それぞれを批判しているわけではなく、国民性や、文化の特徴、性質の違いを作る何かがあるはずなのです。それは歴史的な背景だけでなく、もっと身近な環境が影響していると思います。土地の気候や食べ物の違い、肉文化なのか穀物文化なのか、魚は食べるのか、果物は多く採れるのか、飲酒が根強い文化、断食文化、等それぞれ日々の生活が気質や体質に影響していると感じるのです。そのような性質を持つインド医学から伝わり、ヒポクラテスが提唱した四体液説は、生活環境が体液のバランスを変え、体液バランスが性格を作り出し、その性格は行動を作り体質を形成する、というように人体を哲学的に表現するような考えでありました。このように体と精神と環境が循環しているような医学的概念をホリスティック（全的）医学と呼びます。ホリスティック医学は、体が痛いのは心が苦しいからかもしれないし、心が苦しいのは体が痛いからかもしれない、心は体の状態が作り出しているのかもしれないし、さらに体の状態は環境が生み出しているかもしれない、というように体と心と環境を区別して考えることはありません。このように体・心・環境をある秩序の循環として考えるものが、四体液説を代表とするホリスティック医学なのです。

体を細分化する現代医学

そんなホリスティック的な体液病理論（四体液説）は、１８５８年にルドルフ・ウィルヒョウが提唱した細胞病理論の台頭により姿を消していきました。細胞病理論とは、「病気の本質は細胞の栄養的、機能的、構造的変化にある」という考えです。これは体液病理論のような思弁《しべん》的な医学から、科学的な医学への転換でもありました。ウィルヒョウのこの考えは、人間を「細胞の集合体」として見るべきであり、細胞の変化こそが病気の正体であるとし、治療も各細胞に対して行うべきだという現代医学にも通ずるものです。この考えを先頭にして、研究機器の発展と共に医学の基礎である生物学はかなりの進歩を遂げて現在、遺伝子をコントロール可能になるまでに至ったのであります。実際に、科学や薬の発展は多くの命を救ってきました。医学を医療という安定したサービスに変えたのも、根本的には細胞病理論のおかげでしょう。しかし、同時に病にかかる意味を見失ったとも思うのです。かつて病とは、体という秩序が乱れた結果であり、バランスを整える治療が主流であったように、病と自分の体を切り離して診られてはいませんでした。ところが、細胞というミクロ視点で病を評価するようになってからは、自分の体と病的な細胞は、別の存在であるかのように、病は敵としての立場に追いやられたのです。病は闘う敵であり、悪さをする細菌やウイルスは排除し、ガン細胞などをどれだけ効率的に殺すことができるか。そんな考えが医療の主流となってしまいました。それはまさに全身を一つの秩序体として診るホリスティック的な考えから、細胞単位で機能を切り分けて診るアトミック的な医学へと変遷してきた結果なのです。ガンを患えば、細胞の突然変異でガン細胞が増え続けると医師から説明され、自分の体を殺そうとする自分の細胞と闘うことになります。それは本当に突然変異という不可避《ふかひ》的な言葉で片付けられる現象なのでしょうか。ほとんどの人が、ガンを患うことは運の悪いことだと思うでしょうし、それを恨みます。しかし私には、それはまるで自分を殺す敵は、自分であることに気づきたくないかのようにも見えるのです。

現代社会では一つの問題に対応する専門家がそれぞれの問題に個別対応していて、問題を抱える人々も、抱える悩みをそれぞれ切り分けて考えています。腰が痛いから整形外科に行き、うつ的な感じがするから精神科に行き、頭が痛いから脳外科に行く。このように自分で抱えている問題を切り分けて考え、それぞれの専門家に問題の解決を期待します。専門家がいることはとても良いことですが、身体の機能に対する理解が細分化されることは、健康の意味の分断を助長していることに気づいているでしょうか。人間の機能を、機械のパーツかのように扱い、1つのパーツを修理して、そしてまた1つのパーツを修理する。健康とはそのようにして手に入れるものでしょうか。医師は体全てについて基礎を学んだ後、専門医になりますが、そうなると自分の専門分野しか見えなくなってしまいます。それは医学がセクショナリズムに陥り、腰痛には鎮痛剤、うつ病には抗うつ剤というように、悪くなった部分だけを診て治療する事態を招くのです。そうして、一時的に健康になったつもりでいる多くの人々は、体からの苦痛というサインの意味を考えずに無視をして、最新医学という高尚な名のもとに健康になったつもりでいたいのです。私たちは専門性が重要になるにつれて、健康の本質を見失ってしまいました。しかし、痛みや病気という体からのサインはもっと深い意味を持っています。今一度、ホリスティック医学の知見を取り戻し、現代医学と2つの観点から医療を利用できれば、もっと健康に近づくはずなのです。

細胞医学の真実

現代医学によって可能になった細胞に対する代表的な治療と言えば、ガン治療です。様々な治療法がある中で最も使われているのが抗がん剤と放射線。どちらの治療法もガン細胞に直接攻撃を加える方法なので、治療のイメージがしやすいでしょう。しかし、もしあなたがそれらの治療法を選択する時、一緒に闘ってくれる抗がん剤と放射線はどんな性格をしているのか知っておくべきです。

抗がん剤の歴史は戦争から始まりました。第2次世界大戦中に使用されていたマスタードガスという化学兵器を基に合成されたナイトロジェンマスタードから、細胞のＤＮＡをアルキル化する作用が見つかったのです。それがきっかけとなり、ナイトロジェンマスタードを基にして様々な抗がん剤が開発されました。アルキル化というのは2本のＤＮＡを結合させて、ＤＮＡの複製を阻止するという事です。細胞のＤＮＡは２本の塩基《えんき》配列から、１本の塩基配列が離れてＤＮＡをコピーして、別の細胞を作って増殖します。この２本の塩基の結びつきを離れなくしてしまうのがアルキル化です。**図1-1**　要するに、アルキル化できるという事はガン細胞の増殖を防げるという意味ですが、同時に正常な細胞の増殖も阻害することになります。抗がん剤は全身に流すので、細胞分裂が活発である毛母《もうぼ》細胞は特に影響を受けて脱毛してしまうことは、正常な細胞がダメージを負う代表的な副作用です。

図1-1

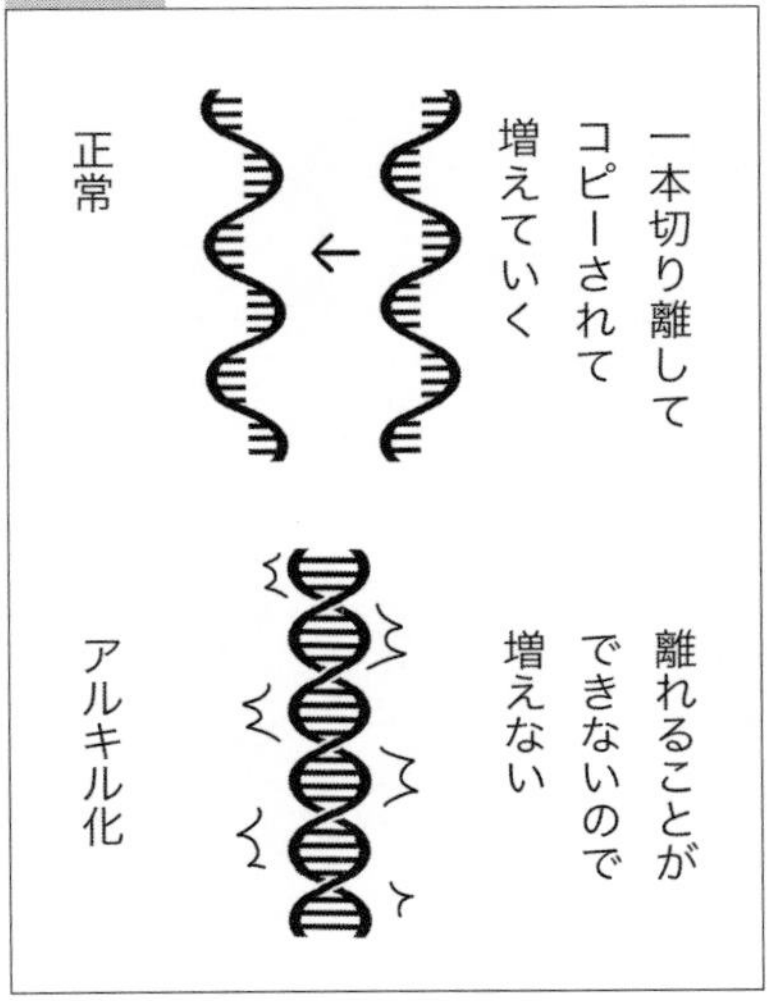
一本切り離して
コピーされて
増えていく
正常
離れることが
できないので
増えない
アルキル化

　抗がん剤が発見される約20年前の１９２７年、ハーマン・マラーがＸ線にはＤＮＡの突然変位を誘発する作用があることを証明しました。放射線には細胞を突然変異させる力があることを見つけたのです。当時、不妊女性の排卵《はいらん》を促す為にＸ線を照射する医師も多くいたらしいですが、マラーがこの研究でノーベル賞を受賞したことで、放射線には細胞の突然変異を招く危険があることが広く知れ渡り、この治療法はなくなっていきました。それがガン治療にも使われる放射線です。その後シャーロット・アワーバックがマスタードガスによる突然変位を人為的に誘導することに成功しました。マスタードガスにも細胞を突然変位させる性質があることを証明したのです。つまり、抗がん剤や放射線は細胞を突然変異させる研究から生まれたのであります。現代では、放射腺が危険であることは説明されなくても分かることです。ガン治療で行われる放射線治療では、正常な細胞もダメージを負いますが、ガン細胞の方がダメージは大きく、正常細胞は自然と回復していくという理屈で行われます。しかし、放射腺も抗がん剤と同じで、正常な細胞も同時に攻撃することは、それらを突然変異させる可能性があるのです。

WHOのIARC（国際ガン研究機関）が公表している発ガン性物質のリストを見てみると、アスベストやヒ素と同じグループに並んで、シクロホスファミドやタモキシフェンのような抗がん剤に使われている化学物質が確認できます。[3]つまり、抗がん剤には発ガン性があるという事です。シクロホスファミドは、ナイトロジェンマスタードの構造や性質を大幅に変えない程度の改変がなされた化合物です。そもそもナイトロジェンマスタードには突然変異誘導作用があることは証明されています。それを利用して突然変異したガン細胞に対し、再び突然変異を人工的に誘導（アルキル化）してガン細胞の増殖を止めようというのが抗がん剤なのです。つまり、正常な細胞も突然変異の誘導作用にさらされることになります。平たく言えば、別の個所でガン化が起きる可能性があるという事です。アルキル化剤が全身の細胞に回り、正常細胞がガン化した時、患者はガンが転移したと医師から告げられるでしょう。もちろんガン細胞が血液に乗って別の器官で増殖するという現在の転移定説も否定できません。しかし最初の抗がん剤の基は毒ガスなのです。それをガン細胞の増殖を防げる可能性があるからと言って体の中に入れる。これは副作用と言えるようなリスクの許容範囲を超えているのではないかと私は思うのです。多くの研究により、できるだけ危険のない基準で抗がん剤治療が行えるようになっていますが、その基準は絶対ではありません。なぜなら、ストレスによるダメージを蓄積している細胞とそうではない元気な細胞では、抗がん剤による突然変異誘導作用を許容できる力は、異なるからです。ダメージを蓄積している細胞は、そうでない細胞に比べれば、抗がん剤の影響を受けやすいのは当然と言えます。そもそもガン患者が、それらの影響が危険ではないと言えるレベルの強い細胞を持っているのか疑問です。抗がん剤には多くの種類があり、これまで説明したのはアルキル化剤という種類ですが、日本で使われている主なアルキル化剤９つのうち６つがＩＡＲＣの発ガン性物質リストに掲載されています。その６つのうち３つがグループ1にあるのです。グループ1とはヒトに対して発ガン性があることの証拠が十分にあることを意味しています。ほかにもプラチナ製剤、阻害薬、ホルモン療法薬、分子標的薬など多くの治療薬がありますが、その中にもいくつかグループ1に属する薬剤があることが確認できました。以前、セムスチンというアルキル化剤があったのですが、これはIARCの発ガン性リストグループ1とされたために市場から消えて、今は使われていません。ではなぜその他の薬剤は未だに使われているのか不思議であります。

ホリスティック医学の教え

ガン発生のメカニズムが解明されていない現状では、リスクを承知で治療することは仕方ないことかもしれませんが、最も抗がん剤や放射線治療の選択を促しているのは、ガンに対する考え方です。前述した通り、ガンは闘う相手であり、あたかも外部から侵入してきた敵であるかのようなイメージを多くの人が持っています。しかし、ガンは自分自身の異常細胞。なぜ異常細胞が育つかというと、体のあるシステムが異常だからです。ガンは体のシステムが狂っていることを異常細胞という形で現れることで体の持ち主に警告しているのではないかと私は思っています。そのシステムとは免疫です。ほとんどの病は免疫システムの異常を表すものであり、日常的に発生するガン細胞を処理できなくなった免疫システムの異常が、ガン病として現れます。よって、ガンの真犯人はガン細胞ではなく、自己の免疫異常と言えるのです。

「痛み」というものが、ある組織的限界を知らせてくれる体からの警告であることは分かると思いますが、その痛みが発生すること自体が異常だと考える人はいません。それは、何か原因があって痛みが発生していることを知っているからです。痛みは生命を守る為の免疫システムの一つであり、痛いと感じることで人は生命の危機から遠ざかることができます。痛みを全く感じなくなる体を手に入れたいでしょうか。痛みという警告機能を失った体は、絶対に健康ではないはずです。それと同じようにガンを含めた他の病は、免疫システムの異常を警告しているのではないでしょうか。そんな体の機能を敵とみなして闘った先に健康はあるのだろうかと私は思うのです。ましてや、それを細胞の突然変異であり、異常な現象であると結論付けてしまえば体は自己と敵に分断されるでしょう。病にかかる本当の意味を知る為には、自分の体に聞かなければなりません。病と闘うのではなく病に向き合うのです。病や症状を抑えるのではなく、病を通じて自分の体を知ることで、健康を目指していくような、ホリスティック的な考えは役に立ちます。病から学ぶのです。

現代医学をより有意義に利用する為に、病を理解しましょう。病のほとんどは自分が原因で、成人になってかかる大部分の病気は免疫低下が引き起こします。ガンもうつ病も風邪もそうです。免疫低下は想像以上に多くの病を引き起こします。ここで免疫力を定義しましょう。本書内での免疫力とは、「免疫細胞が活動しやすい環境」の事です。本書では、免疫細胞の強さではなく、免疫細胞が本来の力を発揮できる環境の事を免疫力と定義しています。細胞レベルの話ではなく、免疫システム全体の話です。免疫システムが好循環していれば、その中で働く免疫細胞は力を発揮できますが、免疫細胞が働く環境が悪循環の中にあれば、各細胞は100％の力を出すことができません。これは会社と同じです。いくら優秀な社員がいたとしても、会社そのものが劣悪な環境であれば、上手く働くことができません。それでも初めのうちは頑張って働くでしょう。しかしその社員はいつか疲れ果て、その悪い環境に馴染み、染まっていきます。もしくはいなくなるでしょう。体も同じで、悪い状態が続くと、それが正しいと思い込んでいるかのように、なかなかそこから抜け出せないのです。一方、長く続く会社は、良い環境が整い、社員は会社に不自由さなど感じません。そこで働く社員はずば抜けて優秀でなくとも、その好環境を維持すれば活躍することができます。どちらの会社が「健康」で寿命が長いかは誰にでも分かります。私の健康像がイメージできたでしょうか。体が本来持つシステム環境が最適でなければならないのに、多くの人はサプリメントや健康食品を摂取することで、自分の体という会社に、優秀な社員を入れた気になっています。しかし、免疫システムが悪い状態だと、その成分は能力を発揮できないのです。まず、それら免疫システムは、なぜ悪循環に陥るのか。その原因から知りましょう。

2章　食質は体質だ

添加物イコール悪なのか？

私たちの体は食べた物で作られています。古い時代では、体の強さは食べ物の強さでもあるという考え方が当たり前でした。エネルギーが強い食べ物は、強い体を作るとされていたのです。エネルギーが強いというのは、旬な食べ物や、雨風を凌いで育った物という意味でもあり、実際に旬な食べ物の栄養素はそうでないものと比べても豊富であることが多いです。それら食べ物の栄養は、細胞の古い成分と入れ替わって新しい肉体となります。食べ物が体の血となり肉となることは事実ですが、それに気を使う人は多くないようです。それは、自分の体は食べた物から必要な栄養素だけを吸収して体を構成すると、勘違いしているからではないでしょうか。たしかに栄養素を選択的に吸収する機能は存在しますが、必要な栄養素にも良質な物と悪質な物があり、不必要な成分も吸収してしまうことを多くの人が無視しています。必要な成分だけを吸収できる体ならば、毒を食べても影響はないという事になりますが、そんな万能な消化器を持っている人はいません。やはり、体は良い物、悪い物含めて、食べた物で体の強さや質が決まるのです。健康に気を使っている人は、どんな物を食べれば良いか、体に良い物は何かと調べて探します。何を食べるかに気を使う人は多くいるのです。しかし、それよりも何を食べないかの方が大事だという事を紹介しましょう。実際、病気になる原因には、良質な物を食べないことよりも、悪質な物を食べて体が劣化することの方が多いです。飽食である現代で栄養失調による病気はほとんどありませんが、栄養過多や悪質な成分を摂取することで起こる体の劣化はとても多いのです。

あるインターネットのサイトでこんな文章を見ました。《厚生労働省が認可している添加物の数は約１５００種類であり、イギリスは約20種類、ＥＵは30～60種類、アメリカでさえ１３０種類であるから、日本は添加物大国だ。》このようなものを見た時に添加物に興味をもつのは良いことです。

しかし全ての情報を鵜呑みにしてはいけません。まず自分で調べることです。実際、添加物の数を調べてみると、たしかに厚生労働省が認可している添加物は1500種類くらいありました。しかし1500種類の添加物の中には天然香料などが多く含まれていて単純に化学物質だけを添加物と呼んでいないのです。化学物質の添加物だけを数えるのは難しく、さらに化学物質だからと言って、全てに害があるわけではありません。そもそも諸外国と比べようとしても、各国によって添加物として認可される基準が違います。だからこの記事はあまりに恣意的ですし、まるで不安を煽るビジネス商法のような言い方に感じてしまったのです。私が調べた結果によると、日本の認可添加物1500種類から天然香料と一般飲料添加物を除くと約800種類。アメリカは約1400種類ですが、その中にはお茶や果汁も入っていますし、日本では一品目で換算するものを数十品目でカウントしているので比較することができませんでした。日本では添加物でもアメリカでは添加物じゃなく、またその逆の成分もあるので一概に添加物の数を比較したからといって、危険性を計るデータにはなりません。では気にしなくても良いのかと言われればそれもまた違います。国が認めたから安全であると全てを任せてはいけません。常に食の安全を意識することは、ほとんど全ての食品に添加物が入ることが避けられない現代においてはとても重要な事です。実際に日本で食品添加物として認可されていても、ＥＵやイギリスでは添加物認可に関する法律の適用外な事もあります。例えば赤色2号。これは日本で頻繁に使われる添加物ですが、諸外国では発ガン性物質として禁止されているものです。ショートニングやマーガリンも脳卒中や認知症のリスクがあるとされ、諸外国では禁止、または使用制限があることは知っている人も多いでしょうが、日本ではよく使われています。２０１４年に三菱総合研究所が発表した諸外国における食品添加物の規制等に関する調査報告書というレポートによると、過去5年間で新規に食品添加物として認められた数は日本で44件、アメリカは8件、カナダは4件、ＥＵにおいては1件であり、日本では特に食品添加物の利用が多いことが分かります。[4] 家にある食品の成分表示を見て下さい。添加物が入っていない物の方が珍しいことが分かるでしょう。食品表示法によると成分表示においてスラッシュ（／）の前に原材料、後に書かれているのが添加物という事になっています。図2-1

図2-1

原材料名　○○○○，○○，○○○　／　○○，○○○

スラッシュの後は添加物

　輸入食品を加工して商品にすれば、輸入食品に添加物が使われていたとしても原材料として表示できるので正確な表示とは言えないかもしれませんが、それでも／がない食品の方が少ないのが現実です。私たちが口にしている食べ物はどのような物質なのか知ることが、自分の体を管理するはじめの一歩となります。それは添加物だけではなく、農薬も関係しているのです。

農薬大国・日本

多くの人が日本の農作物は諸外国と比べて安全だと思っています。しかし、農薬が危険だという立場に立てば、実はそうとは言えません。どこの国の農作物が危険かと問われれば、大抵は中国を思い浮かべます。たしかに中国の農作物は、農薬漬けと評されるほど農薬の使用量が多いです。しかし、それは日本もたいして変わらないのが現実です。FAO（国連食糧農業機関）の統計によると、中国の農薬使用量は1haあたり13kgという世界トップレベルですが、日本も1haあたり11・4kgの農薬を使っていて、ほとんど変わりません。アメリカは日本の1／5の使用量であり、インドなんかは30倍も少なく、日本は明らかに農薬大国なのです。高温多湿な日本で、無農薬の農作物を作ることはとても難しいでしょう。しかし、供給問題と安全問題は話が別です。

２０１３年、インドのビハール州で農薬による給食食中毒事件が発生しました。23名の子供が亡くなったこの事件は、農薬に対する安全意識を促した象徴的な出来事です。現在では、ほとんどの国が禁止している有機リン系農薬に汚染された食べ物が原因でした。ＦＡＯは、各国に対してこのような危険な農薬を使うことを禁止するように促しています。有機リン系農薬が主流だった以前は、有機塩素系農薬が使われていましたが、危険性の高さから世界中で禁止されました。そして、有機リン系農薬も禁止され始めています。有機塩素系から有機リン系、そして現在ではネオニコチノイド系農薬が技術の変化とともに主流となってきました。

ネオニコチノイド系農薬は、水によく溶け、土に染み込み、数年間土壌に残留し、虫の神経に作用する毒素を出し続けます。この浸透性の高さが農薬の使用頻度を減らして、人に優しい農薬とされているのです。しかし、有機リン系農薬は洗えば落ちたのですが、ネオニコチノイド系農薬は浸透してしまい、洗っても落ちないという問題があります。農水省はこの農薬に関して、人への毒性は弱いとしていますが海外では以前からネオニコチノイドに関する危険な報告が出ていました。当時日本でもニュースになりましたが、世界中のミツバチが突然消えたのです。２００６年にアメリカのミツバチがほぼ消滅。２００７年には北半球に住むミツバチの１／４が消えてしまいました。２

011年、国連環境計画シュナイター事務局長はこう指摘しています。「世界の食糧の90％を占める100種の農産物のうち、70％はミツバチによって受粉されている。」(5)要するに、ミツバチは食料の生産には不可欠という事なので、これは食糧生産の危機でもありました。これに関してヨーロッパの学者たちは、農薬として使われているネオニコチノイドは虫の神経を狂わせるので、方向感覚が狂って巣に戻れなくなったのではないかと結論付けています。さらに２００９年、アメリカ農務省がネオニコチノイド系農薬でミツバチが病気になるという実験結果を発表。ＥＵは欧州食品安全機関の「一部ネオニコチノイド系農薬には子供の脳や神経などへの発達性神経毒がある」との科学的見解に基づき、ネオニコチノイド系農薬の使用を一部禁止し、２０１８年には全面禁止しています。(6)その後スイス、韓国、オランダ、ブラジル、カナダ、台湾と次々に禁止され、ネオニコチノイドを禁止したイタリアではミツバチの大量消失が止まったという報告もあります。金沢大学、山田敏郎教授の実験によると、ネオニコチノイド入りの花粉を投与されたミツバチ実験群は滅亡したらしく、さらに科学雑誌サイエンスには、ミツバチにネオニコチノイドを与えた実験が掲載されており、それによると通常よりも巣の外で死ぬ確率が2～3倍高くなったといいます。(7)(8)しかし、ミツバチ大量死現場を視察した日本政府が出した結論は「ミツバチ大量死の原因はストレス」というものでした。

２０１５年5月、日本政府はネオニコチノイド系農薬の残留農薬基準を緩和。世界でネオニコチノイドの使用が制限される流れの中、日本だけその流れに逆らってネオニコチノイドの残留基準を緩和したのです。現在、ネオニコチノイドは安全であるという主張も出始めています。しかし、これは政治的な問題であるかではなく、まずは自分が口にしているかもしれないモノを知る必要があるのです。

日本の水

昨今の健康ブームでは、ファスティングやオートファジー、グルテンフリーなど、何か健康食品を食べることではなく、どんな食べ物を摂取しないかにフォーカスされています。私も同じ考えで、体に入れないものの選択の方が大切だと思います。特に毎日体に入れることが必須な成分は、不純物が入っていない、質の良いものであるほど理想的です。その中でも水分は毎日必要で、健康志向の人は水かお茶、炭酸水を飲む人が多いでしょう。それでも十分ですが、少し問題として考えてほしいのが水源なのです。前述した農薬は食品だけでなく、土壌も汚染しています。そして汚染された土壌を雨水が通って地下水となり、汚染された地下水は川に出て浄水場で浄水されますが、地下水をそのままボトリングしている商品もあるのです。ミネラルウォーター類の成分基準は水道法ではなく食品衛生法で管理されているため、検査項目が水道水に比べて少なく、水質は水源によって異なります。では浄水された水道水は安全かと思いきや、それも怪しいでしょう。日本の水は軟水ですし、大腸菌などが入っていることはありません。なので、飲んでお腹を壊すというような、海外ではよくある事態にはなりません。残留している農薬や重金属の基準値はＷＨＯが推奨している計算式で出されているので、とりあえず安心しても良いでしょう。しかし、浄水過程に問題があるのです。浄水には塩素が使われていますが、農薬などの影響で原水の質が悪ければ、残留基準を超えないようにするために大量の塩素が使われてしまいます。不純物濃度が上がるほど消毒に使われる塩素量が増えるのです。では残留塩素濃度の基準はどうなっているのかというと、厚生労働省の決まりでは0.1ｐｐｍ以上を保つことがきちんと定められています。そう0.1ｐｐｍ以上。下限だけ定められていて、上限が存在しません。これは諸外国の基準を見てもかなり珍しい基準なのです。**図2-2** 最低でもこれだけの量の塩素を入れなさいと言っているようなものですが、塩素はいつから健康食品になったのでしょうか。安全性ではなく、味の観点から目標値を1.0ｐｐｍ以下としていますが、それを遵守できている地域はどれだけあるでしょうか。

残留塩素は煮沸によって減らすことができるとされていますが、これには注意が必要です。水道水に含まれるトリハロメタン類は体内蓄積するもので、腎臓、肝臓、神経にダメージを与えますが、これは水温が上がるにつれて毒性が増えていく性質を持ちます。これらの毒素がどのくらいの時間、煮沸すれば毒性が消えるかは、自分が住んでいる地域の水道局のホームページを参考にして下さい。しかし、そもそも塩素とは世界初の毒ガス兵器として使われていたもので、人体にかなり強い毒性があることで知られています。塩素とほとんど同じですが、水道水消毒の大部分は次亜塩素酸ナトリウムが使われているのです。新型コロナウ

図2-2

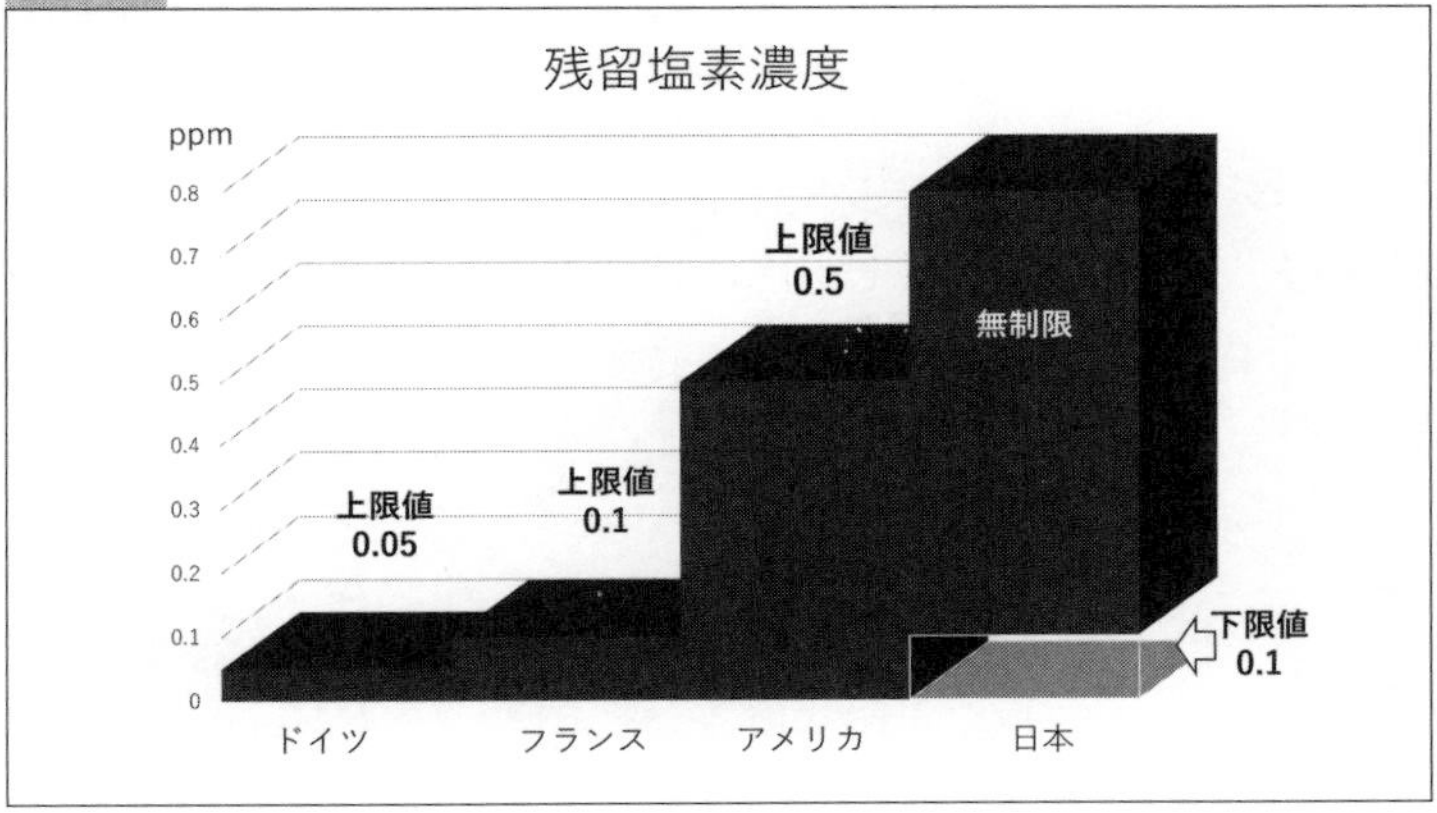

イルスの流行で多くの消毒製品に使われたので聞いたことある人が多いでしょう。WHOは次亜塩素酸ナトリウムを希釈した消毒剤を空間に撒いた際に殺菌効果は得られず、肉体的、精神的に有害だと報告していて、呼吸器に刺激が生じ、長期的に繰り返し曝露《ばくろ》すると「全身毒性の障害の恐れ」があるとしています。そんな次亜塩素酸ナトリウムで消毒した水道水、《塩素処理水道水Chlorinated drinking-water》は、IARCの発ガン性グループ3にも属しています。ちなみに同じグループには水銀や有機鉛化合物があり、塩素に安全基準を定める事は諸外国では当然とされています。図のように、日本の基準値下限よりも低い値に他国の上限が設定されている事は注目するべきです。

お茶を家庭で作っている人も使う水道水の質を考えて、最低でも塩素を除去してくれる家庭用浄水器をつけることをお勧めします。そもそも農薬を輸入段階で規制すれば土壌や水源は汚染されません。そこの規制をせずに水道水に残留した農薬基準を緩和し、塩素量を増やすから日本の水道水は大丈夫かと疑われるのです。いくら政府が安全としているからといって世界基準とこんなにもギャップがあれば、日本の基準が甘いと思われても仕方がありません。しかし、これを全て避けようとするのは無理がありますし日本で生活ができなくなってしまいます。本書では政治的な事を意見するつもりはなく、ただ現状の危険性に対してどのような対策がとれるかを考えたいと思うのです。

浄水器を付けたり、高いオーガニック食品を買ったりするのも良いですが、無料で誰でもできる事があります。それが『咀嚼』なのです。実は咀嚼は口から入る毒素を消す免疫の最前線でもあります。咀嚼はガンや精神障害にも関係し、私は不妊症やその他の免疫疾患にも深く関係していると思っています。全ては咀嚼から生まれる唾液の力によるものです。農薬や添加物について考えざるを得ない日本の現状は、ますます唾液の力を必要としています。それはどのような力なのか、どのように健康につながるのか、まず人はなぜ病気になるのかを考えていきましょう。

老化

病気を知るうえで老化とは何かを具体的に知る必要があります。本書内では、老化とは酸化《さんか》・糖化《とうか》・炎症《えんしょう》の3つであるとしました。これは生体内の全ての器官、全身の細胞で起きる現象であり、この3つの老化ストレスが全身で起きるのが加齢です。ある特定の器官だけ急速な老化ストレスを受ければ、そこは病気という形で現れることになります。老化ストレスのスピードが上がる原因の多くは生活習慣によるものです。なぜなら老化ストレスは食事や運動、仕事による生活に密接なストレスから生まれるからです。つまり、病気の原因である老化ストレスは日常の生活習慣で発生している事を知っておかなければなりません。免疫細胞は老化ストレスによって変性した細胞を処理しているので、酸化《さんか》・糖化《とうか》・炎症《えんしょう》はなぜ発生するのか理解すれば免疫の助けにもなるでしょう。

①糖化《とうか》

糖化は、よく体のコゲと呼ばれます。血液中の余分な糖分が体内に存在するタンパク質と結合するとＡＧＥが発生するのですが、これはしわやシミ、たるみの原因になります。皮膚はタンパク質で構成されているので、血中の糖分とくっついてＡＧＥが発生しやすく、シミやたるみの原因になることがイメージしやすいでしょう。これが糖化です。筋肉、血管、骨、内臓、脳とほとんど全ての器官はタンパク質で構成されているので、加齢と共に全身の細胞は緩やかに糖化していきます。この自然な糖化スピードは、なんの問題もありません。しかし、糖分が多く含まれる食生活を過剰に続けると、糖化ストレスによる老化スピードは増して細胞がどんどん劣化していきます。そして病気になるのです。そんな情報が広く知られ、糖質制限やグルテンフリー、ＡＧＥを防ぐサプリメントが人気となっています。

②酸化《さんか》

酸化は体のサビです。生理学的に言えば電子を失う、もしくは酸素と結合する現象とされています。例えば、紙が燃えることは酸化です。紙に含まれる炭素が酸素と結合反応し二酸化炭素と水を生み出し、その反応エネルギーとして熱と光が出る。これを私たちは燃えると呼んでいますが、酸化現象でもあります。鉄が酸素に触れて結合し、酸化鉄（サビ）を生み出すのも同じ事です。つまり、呼吸をして酸素を取り入れる限り、体内で必ず酸化は起きます。酸化によって生み出される酸化物が与えるストレスによって細胞の損傷が起きて器官の劣化、つまり老化を進めるのです。しかし、生み出された酸化物が逆に酸素を失い、電子と結合するとその細胞は酸化ストレスから解放されます。これを還元と呼びます。地球環境と人は、酸化と還元の関係です。植物は二酸化炭素と水素を取り込んで結合させ、炭水化物を生み出して自分の体を栄養し、余った酸素は吐き出して捨てます。要するに、酸化の逆の反応、還元しているのです。一方、動物は植物から炭水化物の栄養を受け、酸素を吸収して生きています。その代謝の結果、二酸化炭素と水を吐き出すので、人間を含めた動物は地球にとって酸化物です。この二酸化炭素と水を栄養として植物も生きているので、地球は酸化と還元で循環しているのです。しかし動物の数が増え過ぎると、それらの活動が植物を減らすことがあります。要するに、還元能力を酸化活動が越えた時、自然のバランスが崩れ始めるのです。人間の体内でも同じ事が起きていて、細胞は酸化と還元を繰り返しています。簡単に言うと酸化は細胞劣化で、還元は細胞修復。理科の授業での酸化還元反応を覚えているでしょうか。酸化したものを還元するには化学物質、熱、圧力といった力が必要であり、このような力が失われた状態では還元されることはありません。つまり、還元する力が落ちる、もしくは酸化物が過剰に発生すれば、地球の例と同じで、酸化ストレスが還元能力を越えて細胞は傷つき、人は老いていくのです。

③炎症

炎症はイメージしやすいかもしれませんが、ここでも一応生理学的に説明しておきましょう。炎症とは体が傷ついた時や、異物が体内に侵入した時に防衛反応として起こるものです。ウイルスや細菌が体内に入った時は、免疫細胞が闘ってくれます。これは身体を守ろうとする正常な免疫システムであり、発熱や疼痛《とうつう》を引き起こして、私たちは炎症している事に気づきます。しかし細胞レベルでの炎症は常に起こっていて、炎症の末に修復できなかった細胞は死ぬというプログラムは、毎日体内で起こっている事です。さらに炎症の代謝によって脂肪酸が生み出され、細胞の酸素量が減ることも相まって炎症箇所は酸性に傾きます。免疫細胞からも乳酸が産生されて、どんどん酸性に傾いてしまうのです。身体は常に弱アルカリ性に保たれており、酸性に傾いた環境は細胞にとっては良くない環境です。この悪環境では、正常な細胞の活動ができません。よって炎症箇所では劣化が進むことになります。炎症は正常な免疫システムなので、無くすのではなく、無駄な炎症を防ぐことが重要になります。93ページを参照

農薬や塩素のような不純成分は細胞に老化ストレスを与えて、蓄積します。体には抗炎症、抗酸化など、それに対抗する機能もありますが、老化ストレスはできるだけ少ない方が良いに決まっています。このように細胞の老化が進んでいくと、免疫力や生命力がどんどん低下するでしょう。老化スピードが本来の加齢スピードを超えると細胞の回復が追い付かなくなります。それが病気として現れるのです。その老化スピードを抑える為に多くのヘルスケアが提唱されていますが、非常に

大事な機能にも関わらず、ないがしろにされている機能『咀嚼』について考えようと思います。

本書で詳しく述べますが、免疫力が高いとは、「免疫系の環境が、本来持つパワーを最大限に発揮できる状況」である事です。体内が悪い環境へ傾くと、改善するようにそれを補正する機能を体は持っています。しかし、その悪い環境が続いてしまうと、さらにさらに悪い環境へと傾いていくのです。これが病気へと向かう悪循環になってしまいます。それを私は不健康であると認識していますが、どうすればこの状況から脱することができるのか。体の持つ機能が好循環している状況、すなわち健康を手にする為に何をすれば良いのか。私は咀嚼をお勧めします。実は、咀嚼によって出る唾液が肝心なのです。唾液ごときで何が変わるのかと思う方もいるでしょう。私も唾液の力を知るまではそうでした。しかし、唾液を知ることは、単にその機能を知るだけではなく、体全体の免疫力を理解することでもあったのです。

食べ物と食べ方

厚生労働省のホームページでは、ガン危険因子に重要なものにはWynderとDollらの推計が示されています。[9] Wynderの発ガン因子寄与度の推計によると環境性発ガン因子が80%を占めていて、環境因子のうち食べ物の占める割合が最も多く、それは男性では40%以上、女性では60%以上を占めるとされています。Dollの推計においても、発ガン性因子のうち食べ物による寄与度が最も高いです。その他に、喫煙やウイルス感染などの発ガン因子もありますが、ガンの原因のほとんどが食べ物であることはすでに分かっています。食べ物が原因と言われると、危ない食べ物、健康に良い食べ物を知りたくなるでしょう。それも大事ですが、まず食べ方に問題があるのです。

私が幼い頃、両親に食事中、よく噛んで食べなさいと言われていた記憶があります。しかしよく噛む理由が分かっていなかった私はご飯を早く済ませて遊びに行きたかったので、とても早食いでした。祖父母の家に行ってもよく噛んで食べなさいと言われたと思います。おそらく両親も祖父母も、よく噛まなければいけない理由は分かっていませんが、日本の食卓での伝統的な言い伝えみたいなもので、咀嚼することは健康に良いという日本人が経験的に培ってきた感覚があるのでしょう。硬い食べ物を何回噛んでも噛み切れずに疲れた記憶もあって、食べ疲れという感覚も今ではありませんが、子供の頃は感じた覚えがあります。それは子供だったから噛む力が無く大変だったのか。それとも生活食が段々と柔らかい物しか食べなくなったのか。おそらく後者です。いつからか柔らかい食べ物が高級で美味しいというイメージが付き、食べるならできるだけ柔らかいものを求めるようになりました。そのような時代背景もあり、噛む力が無くなり、咀嚼がどんどん減ってきているのです。そこで、今になってたくさん噛んで食事しようと試みてみると、噛むことができません。口の中に残すことができずに飲み込んでしまうのです。これは食事に対する意識から変えないと咀嚼不足という習慣は治らないと思いました。情報であふれ、知識がないと実行できない人が増えた現代社会においては、噛む理由が必要なのです。昔から言われている事だからと言われても説得力がありません。しかし、先人の知恵は現代の知識で解き明かすことができるのです。

3章　唾《つば》というワクチン

唾液の能力

老化ストレスに対抗している物質や機能はたくさんあります。抗糖化、抗酸化、抗炎症機能は免疫システムの一部ですが、「咀嚼」は多くの人が知らずに、免疫力として老化ストレスを抑えている機能の一つです。なぜ咀嚼が重要視されていないのか。それは咀嚼によって分泌される唾液の力をみんな知らないからです。唾液がもたらす影響は大きく分けて2つあります。一つは唾液そのものが持つ効能。唾液が持つ力は知られていない事が多いです。そしてもう一つ重要な事は、腸内環境への影響。唾液が腸内とどのような関係を持つのか。それは4章以降に紹介するとして、まずは唾液そのものが持つ力を説明しましょう。

唾液は口の中を潤しているだとか、食べ物の消化に役立っている事くらいは知っているかもしれません。口の中はほとんど粘膜なので、細菌やウイルスに感染しやすく、唾液で粘膜を潤して細菌を洗い流すことは免疫にとって、とても大切な機能です。そして、唾液は血液が原料です。血液が唾液腺に入って、そこで唾液が作られて口腔内に放出されます。唾液腺は大きいものが3つ存在していて、それぞれの機能が少しだけ異なっています。図3-1

〈耳下腺《じか》〉はサラサラした唾液を放出する。3つのうち唯一異なった神経に支配されている。

〈顎下腺《がっか》〉はサラサラしたものとネバネバした唾液が混ざったものが放出される。

〈舌下腺《ぜっか》〉はネバネバした唾液を放出している。

図3-1

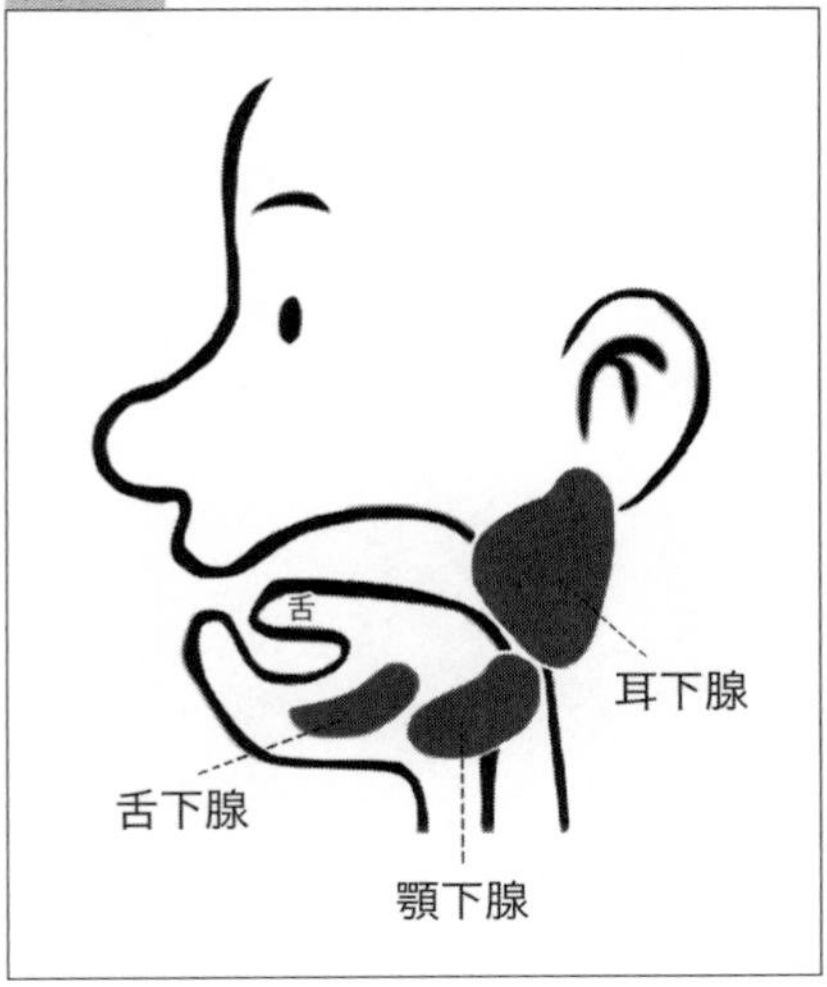

3つの唾液腺は基本的に自律神経に支配されています。副交感神経は3つの唾液腺を支配していますが、交感神経は副交感神経とは別に走行していて、実は耳下腺には存在しません。つまり、唾液腺の中でも別の役割があるのです。例を挙げると、ストレスがない時は副交感神経が優位になって主に耳下腺からサラサラした唾液が出ます。反対に、ストレスを感じた時は交感神経が優位になって主に舌下腺からネバネバした唾液が出ます。『固唾《かたず》をのむ』という言葉がありますが、固唾を辞書で調べてみると『緊張して息を凝らしているときなどに口中にたまるつば』とありました。緊張して交感神経が優位になると、実際に舌下腺からネバネバした固い唾液が出るのです。体の機能と言葉の意味が一致しているのは、昔の人々が自分の体に起きている現象を素直に捉えていたからかもしれません。起床時に口の中がネバネバしているのは、唾液の分泌量が減って、雑菌が繁殖しやすくなっている影響もありますが、深夜から朝にかけて交感神経が段々と優位になってくるので、舌下腺からネバネバした唾液が出てくるためでもあります。なぜ同じ唾液が腺によって別の神経支配を受けるのか。理由は、それぞれ唾液の成分に違いがあるからです。耳下腺は副交感神経だけに支配されていますが、酸っぱいものを食べると耳下腺から唾液が多く分泌されて、副交感神経が高まります。よって、酸っぱいものは免疫力を上げると言われるのです。顎下腺から出る唾液は、胃液の刺激を軽くして胃壁を守ります。胃が荒れやすい人は顎下腺の機能が落ちている可能性もあるでしょう。舌下腺から出る唾液は、甘味に反応して分泌され、糖質と胃液が混ざった時に受ける刺激を軽くしてくれます。これをまとめて唾液と呼びますが、そこにはどんな成分が含まれているのでしょうか。

活性酸素を消す魔法の液体

実は、唾液は多くの成分を含んでいて、その中にペルオキシターゼとカタラーゼという酵素があります。なんと、これらは発ガン性物質の毒素を消してくれる力があるというのです。同志社大学の西岡一教授は、様々な発ガン性物質を唾液に30秒つけるだけでその毒素が消えることを実験で証明しています。毒素とは活性酸素の事で、細胞代謝の過程で様々な成分と反応して過剰に発生することがある酸化物です。これは酸化ストレスであり、細胞を傷つけてガンや生活習慣病の原因になります。活性酸素を多く発生させるものには、ストレス、紫外線、排気ガス、ウイルス感染、たばこ、薬、食品添加物、農薬に汚染された食べ物、酸化した油で調理された食べ物、と多様にありますが、ほとんどが口から入るものです。日常的に晒されるこれらの酸化ストレスに対抗している抗酸化能力の中で西岡教授は唾液に注目しました。

西岡教授著書『噛めば体が強くなる』によると、口から直接入る発ガン性物質は10種類以上あり、唾液のおかげで発ガン性の毒素を無効にしてくれるらしいのです。[10]研究によって、唾液に含まれるカタラーゼやペルオキシターゼなどの酵素には、活性酸素消去能力があることが証明されました。さらに、酸っぱいものを食べると唾液に含まれるペルオキシターゼとカタラーゼの量が数倍増えるなど、味によっても唾液中の酵素量が変わることが分かっています。したがって、そういう意味で梅干しや酢の物は免疫力アップに効果的かもしれませんし、酸味は耳下腺を刺激して副交感神経を高めてもくれます。しかし、それも咀嚼がなければ意味がありません。咀嚼することで唾液腺に刺激が伝わり、唾液が分泌されるからです。西岡教授の実験では30秒間、毒素を唾液に浸しているので、ある程度の時間は口の中で唾液と混ぜる必要があります。つまり咀嚼する事は、唾液の分泌に加えて、毒素を消去する時間を作ることでもあるのです。

唾液には、リゾチーム、ラクトフェリン、ＥＧＦのような新陳代謝を活発にするホルモンが含まれています。これらは口腔内に放出されるだけではなく唾液ホルモンとして血管内にも放出されます。血液に乗って全身を回り、体内の粘膜や細胞の新陳代謝を活発にして若返えらせるのです。さらに、唾液中のパロチンという成長ホルモンが、耳下腺から分泌されます。これは若返りホルモンとも呼ばれていて、パロチンから精製された薬は軟骨組織の増強や組織の補強をする作用があるので、角皮症や白内障の治療にも使われています。皮膚の新陳代謝を活発にしてシミやしわを防ぐので、すでに老年変化の防止に活用されているのです。ペルオキシターゼやカタラーゼで酸化毒素を消し、唾液ホルモンで細胞を新たに代謝させる唾液は、体が持っている最強のアンチエイジング機能とも言えるでしょう。しかし、多くの役割を持つ唾液も、咀嚼で唾液腺を刺激しなければ出ることはありません。よく噛まずに食べることは、唾液の恩恵を受けられずに損しているのです。

母乳の意味

西岡教授の実験では、唾液以外に母乳も活性酸素消去能力があることが分かっています。(11) 実験によるとその毒素を消す力の大きさは、人によってかなりの差がありました。消去能力の高い人がいれば、全くその要素がない人もいるらしいのです。これは遺伝だとも考えられていますが、私はそう思いません。そもそも母乳は唾液と同じように血液から作られます。血液の質によって母乳の質が変わるのは当たり前の事です。要は、母体の健康状態が、母乳に含まれる栄養素の力に反映されているので、個人差が出てしまうのです。血液の質によって、唾液や母乳の質は変わるのであれば、血液の質は何に影響されるのか。食べる物も重要ですが、実は食べ方によって血液は大きく影響されます。ここでも咀嚼が重要になるのです。

ちなみに粉ミルクに活性酸素を消す力は全くないようです。実験では母乳に毒素消去能力はあるが、粉ミルクにその能力は皆無という結果が出ました。母乳中のダイオキシンを気にして粉ミルクを与える親がいますが、ダイオキシンの毒素よりも母乳の方がそれらの毒素を消去する力が強いので母乳を与えた方が良いと、西岡教授は勧めています。これは玄米の話に似ていると思いました。玄米の胚芽には放射性物質が多く含まれており、それを気にして玄米を避ける人がいます。しかし、玄米の胚芽にはミネラル、酵素、ビタミン、食物繊維のような解毒成分が多く含まれているのです。さらに玄米はマクガバンレポートによっても高栄養食として認められています。マクガバンレポートは、1975年、米国上院議員マクガバン氏によってまとめられたレポートです。当時のアメリカは、心臓病やガンが急増し、その医療費負担で国が破綻すると危惧されていたほどでした。そこで、病気急増の原因究明に努めた結果、食生活に大きな問題があることが判明したのです。その改善の為に世界中の食文化を調べ、専門家に調査させ、2年間で5000ページにも及ぶレポートを完成させた結論には、日本の元禄時代以前の野菜や魚を中心とした粗食が理想だとあります。日本の元禄時代以前には白米ではなく玄米が当たり前でした。実際には玄米が持つ解毒能力は、玄米に含まれる毒素をはるかに上回るのです。これと同じで母乳の高い栄養価だけでなく毒素消去という力は、栄養だけを考えた粉ミルクでは再現できないのであります。しかし母乳には人それぞれ毒素消去能力の強さが違うとも言いました。母乳も血液から作られている事から、食べた物が血となり肉となる言葉の通り、血液の質は食事の質でもあります。それは何を食べるかだけでなく、どう食べるかが肝心なのです。玄米でさえ、いくら体に良いからと言っても咀嚼せずに食べれば、そもそも消化しにくいので消化不良を起こすでしょう。4章以降で詳しく説明しますが、腸内環境は咀嚼不足で悪化します。その腸内環境の悪化は血液の質を悪化させて、唾液の質も悪くしてしまうのです。結局は、咀嚼して唾液を出すことが腸内環境と血液の質を改善し、回りまわって唾液の質（機能）を良くするのであります。

先人が学んだ唾液の抗菌効果

中村天風《てんぷう》という人物を知っているでしょうか。彼は明治から昭和にかけて、若い頃は軍事探偵、晩年には実業家、思想家として活躍した天風会の創始者です。彼の思想や教えは、東郷平八郎や松下幸之助、稲盛和夫、現代では松岡修三や大谷翔平といった著名な人物に影響を与えたとされています。天風は30歳の時に肺結核を患いました。当時の結核は死病と呼ばれており、治す術がない不治の病です。心身ともに弱ってしまった天風は病を治す為にアメリカやイギリス、フランスに最先端の治療と哲学を学びに渡航しますが、有益な治療法を見つけることができませんでした。そして遂に死を覚悟して日本に帰国する途中、後に師となるカリアッパと運命の出会いを果たしたのです。カリアッパはヒマラヤのヨガ高僧であったので、天風はカリアッパについていき、ヒマラヤの麓《ふもと》で2年以上、ヨガ修行をすることになりました。天風はそこでカリアッパから心の在り方や生活行動など様々な指導を受けましたが、なんと修行が終わった時には結核は完治していたそうです。それから日本帰国後に自身が得た悟りや学んだ思想を広める為に活動して、92歳まで生きました。30歳で死病にかかり、それを克服し92歳まで約50年以上、説き続けた天風哲学は広く伝わり、現在でも多くの影響を与えています。

天風はヒマラヤで修行中、カリアッパから水の飲み方を教わっています。赤土から湧き出るインドの水にはボウフラが湧き、ハエがたかっていたそうです。天風はそんな水は飲めないと言いました。しかしカリアッパはそれに対して、『ボウフラが湧かない水の方が飲めない』ボウフラが湧いているからこそ飲める水だと言うのです。カリアッパはその水をよく噛むことを天風に教えました。それに従い飲んだところ、天風は1度もその水でお腹を壊すことはなかったらしいのです。その話を知った時、水を噛んで何が変わるのかと疑問でしたが、おそらく噛むことで唾液と混ざり口の中で水を消化していたのだと推測できます。実際、唾液には免疫グロブリンやリゾチームのような殺菌作用のある酵素が含まれています。昔から、擦り傷には唾をつけておけば治ると言いますが、唾液は消毒のような役目をするので、あながち嘘ではないのです。他にも天風は、「つまらない」「まずい」と食べれば唾液は出ないが、自然の恵みに感謝して食べると唾液はよく出るというのです。唾液腺の中でも特に副交感神経に支配される耳下腺は、最も多くの唾液を分泌することから、感謝などのポジティブな気持ちが副交感神経を高めているのではないかと私は理解しています。このように昔から先人たちが言っている「よく噛んで食べなさい」の言葉の意味は伊達ではないことがうかがえるでしょう。

ハチミツは唾《つば》だ

人間には酸っぱいものを食べると唾液が多く出る仕組みがあります。梅干しなんかを想像するだけでも唾液が出てくるでしょう。これは、毒性の強い食べ物の多くは酸味が入っているので、毒の影響を薄める為に唾液が出てくると考えられています。これもヒトが進化で獲得した免疫力の一つなのでしょう。しかし、生物の中で唾液の力を持っているのは、ヒトだけではありません。高級中華料理として知られている燕の巣は、強い抗酸化成分が入っていて、その効果はローヤルゼリーの200倍とも言われ、免疫力アップとして注目されています。この燕の巣は、燕の唾液が混ざって作られているのです。また、万能の健康食である『はちみつ』もミツバチの唾液で作られています。ミツバチをそのまま食しても、はちみつほどの効果はありませんし、燕を食しても燕の巣ほどの抗酸化成分を摂取できるわけでもありません。重要なのはそれらの唾液なのです。人間以外の動物でも唾液の能力というのは未知数であり、大きな役割や可能性を秘めています。唾液とは、自分に向かって出す自己ワクチンのような機能なのかもしれません。毒素消去・抗酸化・新陳代謝促進・抗菌機能を持つワクチン『唾液』を使わない手はなく、是非とも咀嚼を増やしてほしいと思います。

4章　細胞の悲鳴を聞く

この章では、少し専門的になりますが、生体にとって根本的な機能を生理学的に理解しておかなければならない2つの事を紹介します。それがホメオスタシスと浮腫《むく》みです。

ホメオスタシス

免疫力と聞けば、白血球のような免疫細胞の事を思い浮かべるでしょうが、免疫に関わる機能はそれだけではありません。免疫細胞が働きやすいように体内を適切な環境に保つシステムも免疫力です。体の様々な機能や環境を、常に一定に保ってくれる機能。それをホメオスタシスと呼びます。例えば、血圧は体の隅まで血液が届くように存在する環境の一つです。もし、血圧が何かしらの要因で上がった時、体は何とか血圧を下げて基準内に戻そうとします。その方法はいくつもあり、血管内の水分量を減らしたり、血管を拡大させたりして血圧を適正基準まで下げるのです。他には、体温が上がった時は汗を出して熱を下げる。血糖値が上がれば、膵臓からインスリンというホルモンが出て、血糖値を下げる。逆に血糖値が下がれば、グルカゴンというホルモンが出て血糖値を上げる。このように、様々な機能を適正範囲内に保とうとするシステムがホメオスタシスです。

肉体にとって、ホメオスタシスの最も重要な役割はｐｈの調整だと私は思います。生命活動を営む全ての細胞環境は、最も重要だからです。それがｐｈ。ｐｈは水溶液の性質を表すもので、ｐｈが低いと酸性で、高いとアルカリ性です。**図4-1**　人は細胞の内液と外液のイオン濃度の差によって電気やエネルギーを発生させています。その電気

図4-1

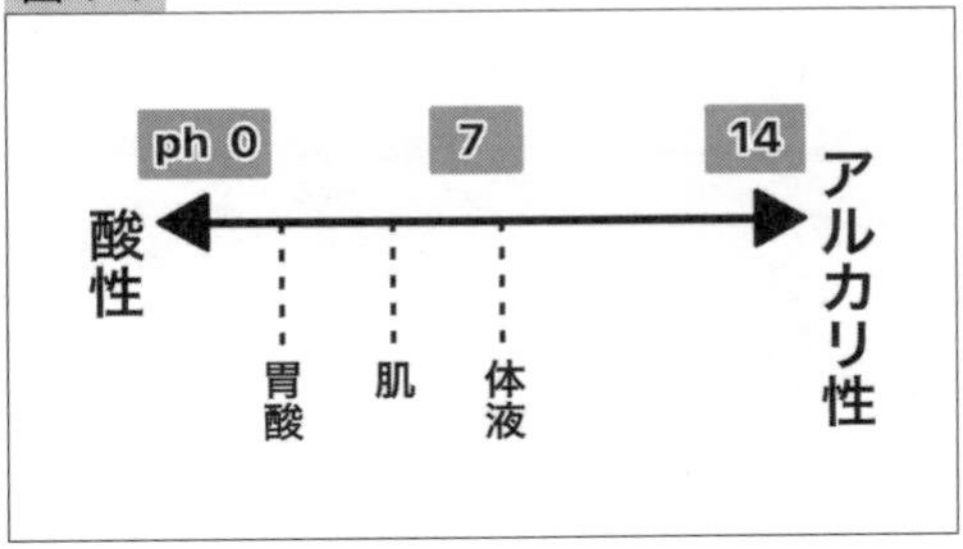

的エネルギーで人は生きています。図4-2　つまり、細胞活動にとって体液のイオン濃度を表すｐｈは最も重要な環境なのです。体内ｐｈはホメオスタシスによって常に弱アルカリ性に保たれています（体内とは細胞と血液環境の事）。このｐｈ弱アルカリ状態が細胞の機能を正常に働かせることができる良い環境です。この環境（弱アルカリ）が崩れると、細胞は万全の働きができなくなり、多くの機能に不具合が出てきます。しかし、人間の体内ｐｈは、日常的に酸性方向に傾こうとしがちなのです。

　例えば、老化ストレスで酸性物質が発生すればｐｈは下がります（下がることは酸性方向に傾くこと）。体内で酸が増えれば当然、酸性に傾くからです。老化ストレスは無数にありますが、その一つが食事です。食事をするという事は、細胞がエネルギーを使って栄養を分解、使用することであり、その代謝時に生まれるエネルギーと共に酸性物質が生まれてしまいます。具体的には、活性酸素や乳酸です。生きる上で不可欠な食事、その他にも白血球による異物処理、薬物代謝、過度な運動、精神的ストレス、喫煙、紫外線、

図4-2

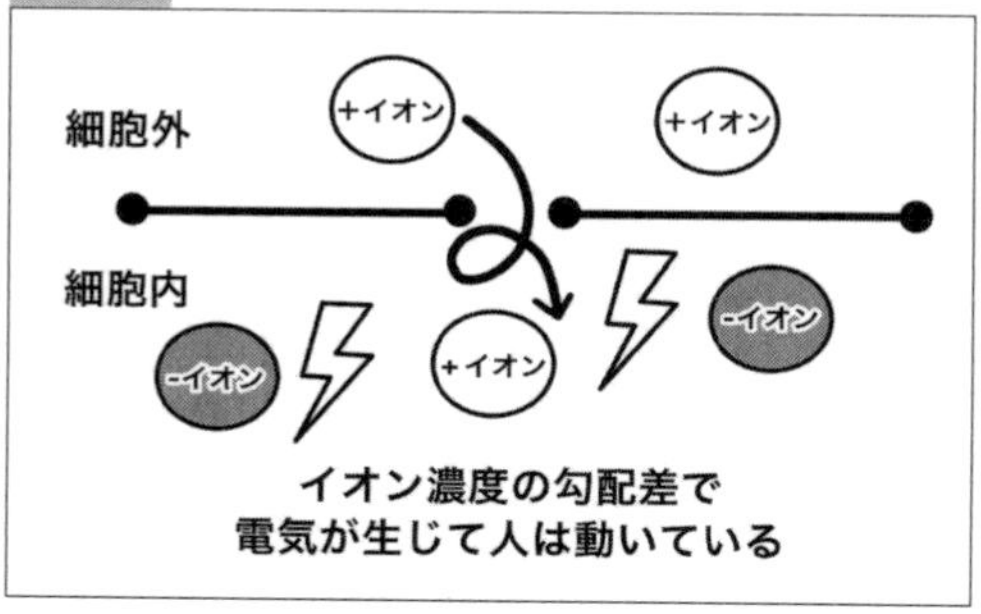

放射線、重金属の蓄積などによっても活性酸素や乳酸は発生します。これら酸化物は細胞を傷つけ、さらに酸性物質が体内に蓄積されると体のｐｈは酸性方向に傾き始めるのです。この状態が継続してしまうと体内が細胞にとって働きやすい環境ではなくなってしまいます。もちろん免疫を担っている細胞の機能も落ちるでしょう。酸化物で傷ついた細胞も修復できず、結果として免疫力や生命力が低くなるのです。すなわち、体内ｐｈが酸性に傾くことは体が弱った状態とも言えるでしょう。その状態を防ぐ為に体には酸化物と酸性物質を再び別の物質に変えてくれる還元という能力があります。ビタミンやポリフェノールの抗酸化作用。細胞の代謝によって生まれる乳酸や活性酸素を利用して再びエネルギーを生み出す再生エネルギー。さらに残った酸は腎臓と肺で排出され、酸性物質などが体内に蓄積しないようなホメオスタシスが働きます。こうして体内ｐｈは正常を保っているのです。しかし、このホメオスタシス能力を超えた酸化物と酸性物質の蓄積は、細胞内のタンパク質、糖質、脂質、核酸などの生体成分を変性させて生理機能を低下させます。つまり、老化ストレスを抑えることも大事なのですが、ホメオスタシス機能の低下も病気の原因となるのです。神経医学では、統合失調症や双極性障害のような精神障害患者の脳内ｐｈは低く、乳酸濃度も高いことが研究で分かっています。[12]この事から想像できることは、ｐｈが低い状態でいることは脳機能にも悪影響を与えてしまうという事です。もしくは他の原因で脳機能に障害が起こるとｐｈ調節がうまく働かずに酸性に傾いてしまうかのどちらかでしょう。とにかく、電気エネルギーで活動する人間の細胞にとって、弱アルカリ性を保つ事（ホメオスタシス）は最も重要な機能なのです。

細胞の疲労

細胞活動の代謝物は還元システムによって再利用されますが、最終的には水素イオンなどの酸が残り、細胞内外は酸性に傾いてしまいます。しかし、残った酸は腎臓で排出され、肺でも二酸化炭素として排出しているのが正常の機能です。**図4-3** こうしてｐｈを保っていますが、各細胞が正常に機能していなければ、乳酸や活性酸素は再利用されずに蓄積し、どんどん酸性に傾けてしまうでしょう。どのような時に細胞は機能しなくなるのか。それは「疲れた時」です。

特に疲れやすいのが腸細胞。日本人のほとんどが1日に3回食事をしますが、これは腸を疲れさせるのです。食べ物を口に入れて咀嚼を始めると唾液の量が増えて口内消化を始め、胃に食べ物が送られて順々に小腸、大腸へと運ばれます。そしてそれぞれ消化液が出て食べ物を消化するのですが、実は消化液は脳の指令を受けて放出しているわけではありません。消化液の分泌と栄養素の吸収はどちらも胃腸自身が独自で判断して行っている活動なのです。腸には独自のセンサー細胞が存在していて、食べ物に反応して消化液を分泌しています。そこに脳は関与していません。つまり、脳から独立している腸の疲労は認知できないのです。どんな細胞もそうですが、使い過ぎると疲れます。脳もずっと使っていれば、機能はどんどん落ちて、休めることが必要です。しかし、腸細胞に限っては、脳細胞や筋細胞のように意図して休むことができません。腸細胞が働いていることを自覚できないので、腸の疲れなど考えずに食事をしてしまうのです。さらに咀嚼不足や粗悪な食べ物の摂取によって胃腸への負担は余計にかかり、腸細胞の疲労は増すでしょう。細胞は機能を落とすと、酸をエネルギーとして再利用できなくなるので、腸を使い過ぎて疲れた結果、腸細胞が機能しなくなり、どんどん酸性に傾いてしまって腸に存

図4-3

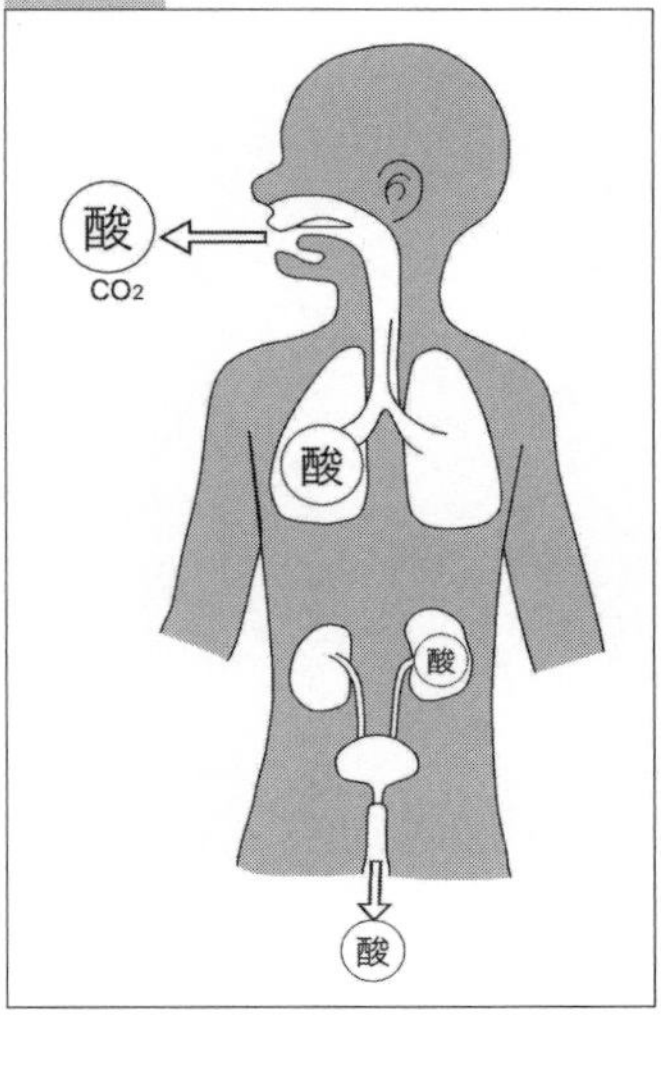

在する多くの細胞にとって悪い環境となってしまうのです。5章で説明しますが、全身で最も多くの免疫細胞を持つ腸が酸性に傾いてしまうと、免疫細胞にとって最悪の環境になります。つまり、腸が疲れると免疫力が落ちるのです。

浮腫みはヤバい

なぜ体のあらゆる機能が低下、もしくは衰えるのでしょうか。若い頃は体温調節がうまく機能していて冷えなど感じず、何を食べても胃もたれしませんでしたが、年々、体の機能が弱くなっていると感じる人がほとんどでしょう。これは老化と一言で表しても良いのですが、その最も多い原因の一つに、細胞の浮腫《むく》みがあります。浮腫みは手足や顔に現れることで私たちは日常で確認することができますが、実は内臓を含めた全身の器官、細胞にも存在しているものです。浮腫みとは、細胞の水分代謝異常、浸透圧の変化や還流障害、器官の吸収障害と説明されます。もっと簡単に説明すると、使い過ぎで細胞が疲れるから、水はけが悪くなって浮腫むのです。つまり、疲れている個所に浮腫みという現象が起きます。使い過ぎとは、単純に機能の話だけではありません。精神的ストレスや肉体的ストレス、栄養ストレスなど多くのストレスがその細胞を疲れさせます。その疲労が回復能力を上回り、細胞の代謝異常が起きた結果、水分が停滞、貯留して浮腫むのです。歩き過ぎで足が疲れて浮腫む、その細胞レベルとイメージして下さい。私たちが感じる疲れとは少し感覚が違いますが同じ現象です。例えば、アルコールを解毒分解する肝臓は飲酒で疲れて浮腫んでしまうと、肝機能を低下させてしまうのはイメージしやすいでしょう。肝臓は解毒分解だけではなくタンパク質の合成やエネルギーの貯蔵もする器官なので、アルコールによって肝機能が低下した状態では筋肉量が落ちて、エネルギー代謝も悪くなります。さらに胆汁の生成も担っているので、胆汁中に排出されるビリルビンという血液のゴミが排出できなくなり皮膚が黄色くなる黄疸を起こします。胆汁は脂質の消化を助けるので、肝機能低下は脂質の吸収を邪魔することにもなるでしょう。脂質を吸収できないことは腸内環境の悪化にもつながり、肝臓が働かないことが腸の負担になってしまうのです。このように他の細胞が働かないことで別の細胞に負担をかけることがあります。これは当たり前の事で、全ての細胞が十分に使用されることで負担が均等になり、体は長い期間使うことができるのです。

胃腸も全く同じです。唾液は口腔内を潤すだけでなく、アミラーゼという糖質に対する消化液を含んでいます。胃に送られた糖質は再び他の消化酵素によって分解されますが、口腔内でのアミラーゼ分解が不足していると胃での消化負担が大きくなってしまいます。口腔内で消化をサボった分だけ胃に負担がかかるのです。さらに、胃ではタンパク質も分解されますが、ここでは糖質の消化が優先されます。もし、糖質の消化で胃に負担が大きいと、タンパク質の分解が後回しになってしまい上手く消化できません。肉などタンパク質の分解が胃で十分にできずにそのまま腸に送られると、次は腸に負担がかかるでしょう。図4-4　つまり、口腔内での唾液消化をサボると胃腸に負担がかかる事を覚えておいて下さい。

口内消化をサボり、胃が疲れて消化力が落ちると、次は腸が多くの仕事を引き受けることになります。それを1日3回も負担することになれば、疲れないわけがありません。疲労による浮腫みが起きれば、腸細胞のホメオスタシスは弱くなり、ｐｈを弱アルカリ性に保

図4-4

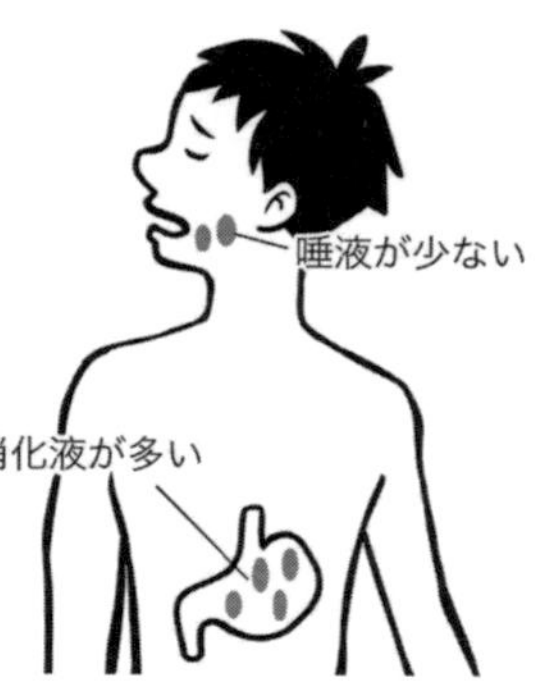

口内消化が少ない分
胃の消化負担が大きい

つことは難しくなるでしょう。もしこの状態が長く続けばどうなるか想像して下さい。体は弱アルカリ性に保つ為に、腎臓を使って酸を一生懸命出そうとします。結果、腎臓は疲れ、本業であるはずの水分代謝機能が落ちてしまいます。そうすれば、細胞レベルの浮腫みではなく、実際に手、足、顔に浮腫みが確認できるでしょう。つまり外見で分かる浮腫みとは、細胞の悲鳴なのです。

反対に、使わなさ過ぎるというのも浮腫みを起こします。基本的には、使わない細胞に血液は多く回りません。細胞は使うことによって自らを栄養する血液を確保するのです。血液循環がない細胞は、やはり代謝異常で浮腫んでしまいます。使わなさ過ぎることも、使い過ぎることも浮腫みを招いてしまうのです。過ぎたるは猶及ばざるが如しという言葉のとおり中庸が大切です。胃腸は使い過ぎで浮腫むことが多いですが、筋肉は使わないことで浮腫むことが多いように思います。例えば、ずっと立ちっぱなしで足が疲れるという事は、実は筋細胞の活動は活発ではありません。筋肉は収縮することが仕事なので、立っていたとしても、同じ体勢でいることは筋細胞を収縮することにはならないからです。よって、デスクワークなどで同じ体勢が続いたり、同じ場所に長時間立っていたりするような仕事をされている人は、足が浮腫みやすいでしょう。これは多くの筋細胞が使われないことによって起きる浮腫みなのです。流れ続ける水は腐りませんが、止まっている水は腐ります。細胞の水分も循環が止まると、劣化してしまうのです。早食いで唾液腺を使わず、その代わり消化腺を使い過ぎると、胃腸の細胞も浮腫みを起こして免疫力を下げるでしょう。普段、使うことが少ない器官、特に唾液腺と筋肉の活動量を上げ（咀嚼と運動）、使い過ぎで疲れている器官、特に胃腸には負担がかからないようにすることが、ホメオスタシスを助け、細胞の老化を防ぐことになると私は考えています。

虚血

なぜ腸は浮腫むと機能が落ちるのでしょうか。細胞は血液から栄養と酸素を受け取って機能しています。その代謝によって水分や代謝物が生まれ、それもまた血液に乗って、処理される為に肝臓へ向かいますが、それらが滞ると浮腫みになります。つまり、浮腫んだ細胞の周りには循環させることができなくなった使い古した血液のようなものが溜まっているのです。東洋医学ではこれを瘀血《おけつ》と呼びます。要は、血液としてはすでに役割を終えている水分の事。これが細胞の周りに溜まって

しまうことが浮腫みです。古い水分に浸った細胞には、新しい血液が届きません。すでに、そこには水分があるからです。図4-5

例えば、3日使った湯船のお湯をキレイにしようと思って、そこに新しいお湯は入れません。入れたとしても汚れは薄まるだけです。同じように、古い水分や血液が溜まった細胞に、新しい血液が入ろうとしても無理があります。つまり、酸素や栄養は薄まっていて、血液は届いていないのと等しいのです。これが虚血《きょけつ》です。血液という燃料が不足した細胞は、当たり前ですが機能しません。よって、それが免疫の中枢である腸で起これば、免疫機能は落ちるのです。元々、代謝異常で酸性に傾いた環境なので、免疫細胞が弱いことも相まって免疫力はさらに落ちるでしょう。たとえ、栄養が体内に存在していたとしても、虚血によって細胞に届かなければ意味がないのです。これが浮腫みで細胞が劣化する理由になります。

虚血を起こすのは腸だけではありません。脳は神経細胞の集まりですが、当然これも血液が届かないと正常な働きをしません。脳で虚血を起こす最も多い理由は、自律神経の働きによるものです。

図4-5

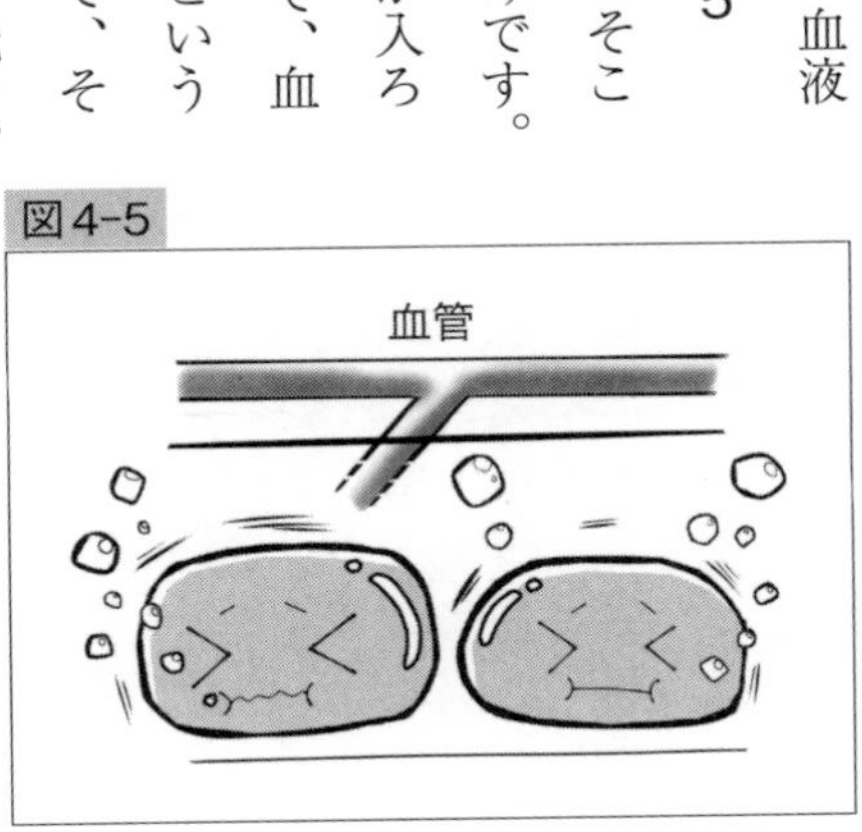

心理ストレスや血液の質の悪さによって、自律神経は緊張して血管を狭めます。それは、体の防衛反応でもあるのですが、血液の流れを悪くして、脳細胞が虚血を起こしてしまうのです。脳細胞も正常に機能する為には酸素や栄養が必要であり、脳内の血流が悪いことは多くの病を生み出すでしょう。

神経を栄養する具体的な因子にＮＧＦがあります。神経細胞の老化を抑え、細胞の機能維持を担っている神経成長因子（ＮＧＦ）は、神経細胞の修復にも関係する重要な栄養因子です。ＮＧＦは１９５１年にマウスの顎下腺から発見されました。ここでも再び唾液腺が登場します。このＮＧＦを見つけたレーヴィ・モンタルチーニとスタンレー・コーエンは１９８６年にノーベル賞を受賞。コーエンは後に、３章でも登場したＥＧＦという栄養因子も唾液腺から発見しました。唾液腺から分泌されるこれらの栄養因子は、血流にのって神経を栄養します。咀嚼不足で唾液が出ない人は、唾液腺を使っていないことから、ＥＧＦとＮＧＦの量が少ないはずです。実は、統合失調症やパーキンソン病患者の脳内はＥＧＦ量が少ないことも分かっています。[13] 多くの人は唾液が神経に関係するとは思わないでしょう。しかし、体の機能が全て連鎖して影響し合っていることが理解できれば、咀嚼がどれだけ重要なものか気づくはずなのです。

胃腸は筋肉だ

胃腸の負担を軽くする。この言葉の意味は決して軽くありません。実は、胃や腸の外側は平滑筋という筋細胞で作られています。骨格筋や心臓（心筋）は血管をポンプして血液を循環させる役割を持ちますが、平滑筋は食べ物を肛門へ押し進める役割があります。なので、皆さんが想像している筋肉（骨格筋）と同じで、筋細胞である腸が浮腫むと固くなって冷え、機能を落とします。では、胃腸の疲労とは具体的にどう起きるのか。胃腸で行われる消化を細かく説明すると、実は3段階に分かれます。まず発酵です。胃腸に落ちた食べ物はいきなり消化液によってドロドロになるわけではありません。まず、発酵させる時間があって、その後、消化液によってドロドロになり、次に腸内細菌によって分解されて、ようやく吸収されます。つまり、発酵・消化・分解の3工程が必要なのです。唾液は食べ物と混ざることで、発酵させやすくしています。口噛み酒を知っている人はイメージしやすいでしょう。もし食塊に唾液が十分含まれていないと、発酵が未熟なまま消化が始まってしまいます。その食塊は消化分解しきれません。よって、咀嚼不足により消化しきれなかった食べ物は腸内で腐るのです。腐った食べカスから腐敗菌が腸内に蔓延して、そこから発生する腐敗ガスは腸粘膜細胞を圧迫して酸欠を起こします。酸欠になった細胞は血流不足で代謝が低下するので、腸は浮腫んで機能を落とすのです。食べカスを腸内で腐らせない為には、消化しきれるように咀嚼を増やして胃腸の負担を減らすしかありません。

浮腫んだ腸細胞が虚血によって酸欠状態になると、さらなる悪循環を招きます。細胞が活動する上でエネルギーを生み出す方法は2つありますが、このうち解糖系エネルギーは、酸素を必要としない代わりに乳酸などの酸性物質を大量に発生します。もう一つのミトコンドリアエネルギーを使うには酸素が必要です。**図4-6** しかし酸欠となった腸細胞はミトコンドリアを使うことができません。なので腸細胞が酸欠状態で食べ物が入ってくると、解糖系エネルギーでの代謝・吸収に偏ってしまいます。結果として、酸欠状態の腸細胞では最終的に乳酸などの酸性物質とアルコールを多く生産してしまうのです。本来なら、それらの酸性物質を利用し、代謝してくれるミトコン

図4-6

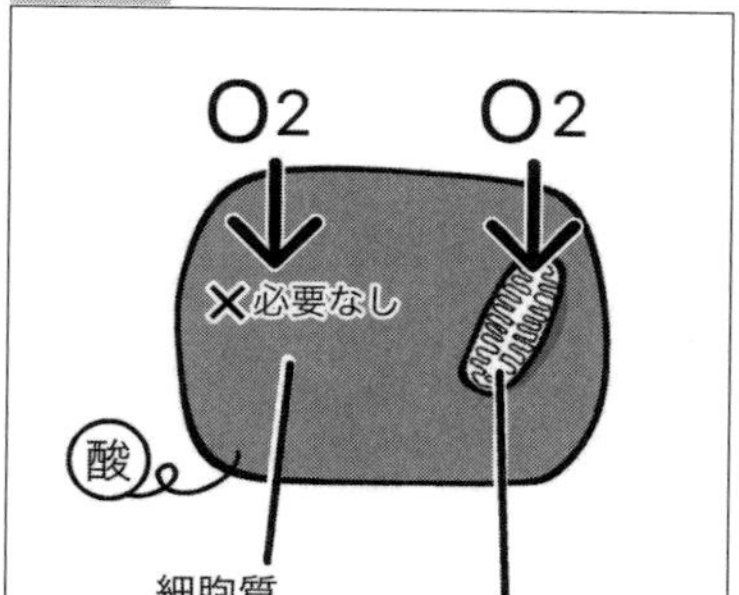

ドリアが酸素不足で働くことができないので、ますます酸性物質の増加で腸細胞が酸性に傾くという悪循環に陥るでしょう。

さらに、酸性状態が細胞にとって良くない理由がもう一つあります。それは酸化を加速させる事です。細胞には重金属という金属イオンが蓄積していますが、酸性環境ではそれらが錆びやすくなります。重金属は吸収の最前線である腸細胞に多く蓄積しています。酸性状態になった細胞内の酸化がより進むことになり、酸化ストレスで腸細胞はさらに疲れるのです。金属イオンは体に必要な栄養素です。なので重金属を排除すれば良いという単純な問題ではありません。もちろん規制されている有害金属は避けるべきですが、それでも重金属は水、食品、大気中など生活環境に多く含まれています。要は、重金属を避けるよりも体内ｐｈをできるだけ弱アルカリ性に保つことの方が重要なのです。

こうした疲労は腸粘膜細胞だけでなく、腸の外側で収縮している平滑筋細胞にも影響を及ぼします。筋肉としての役目は収縮することですが、虚血によってその役目を果たせない腸は便を肛門に向かって押し出すことができません。結果、便秘になります。つまり便秘になるまでには、酸性、酸化、酸欠、血流不足、浮腫みという不健康なプロセスを経ているのです。便秘という症状が出る頃には、腸細胞は大変な事になっていると覚えておきましょう。しっかり咀嚼して、唾液で消化することで胃腸の疲労は軽減できます。いつ食べるのか、何回食べるのか、そしてどのように食べるのか。生きる為に食べる事は、老化する作業をする事と等しいわけですから、食べ方には、細胞がどう死ぬかという意味を含むのです。

5章　免疫リーダーを救え

腸内細菌バランス

消化の3工程、分解について腸内では何が起きているのでしょうか。消化液によってドロドロになった食塊は、細菌が分解しています。消化液は十二指腸以降ではほとんど出ずに、小腸、大腸での分解を担うのは腸内細菌です。吸収も腸内細菌が促すので、摂取した栄養も、吸収まで至るには、腸内細菌の能力次第とも言えます。つまり、栄養を得る為には、腸内細菌の状態がとても重要なのです。

腸内には大きく分けて3種類の菌が存在しています。図5−1　善玉菌、悪玉菌、日和見菌です。ビフィズス菌や乳酸菌のような善玉菌は糖質を発酵分解して酪酸《らくさん》や乳酸を作り出し、腸内を弱酸性に保っています。混乱するかもしれませんが、弱アルカリ性に保たれているのが体液、つまり腸細胞や血液などの体内環境です。そして弱酸性に保たれているのが腸管内の表面、つまり腸内細菌が住んでいる環境です。消化管は口から肛門まで1本の管のようなもので、外部と直接つながっているので、胃腸は内なる外とも言えます。つまり、腸管内は体外です。体内環境では免役細胞が免疫の主役ですが、一方で外部から異物の侵入を防ぐ為に、腸管内や肌などの体外は弱酸性が理想ｐｈであり免疫の主役は細菌になります。肌は表皮に存在している常在菌が皮脂を分解することで弱酸性の皮脂膜を作ります。これは肌の潤いを保つのと同時にウイルスなどの繁殖を防ぐバリア機能です。なので、汚れを強い力で落とす溶剤で肌を刺激し過ぎるとバリアが壊れま

図5−1

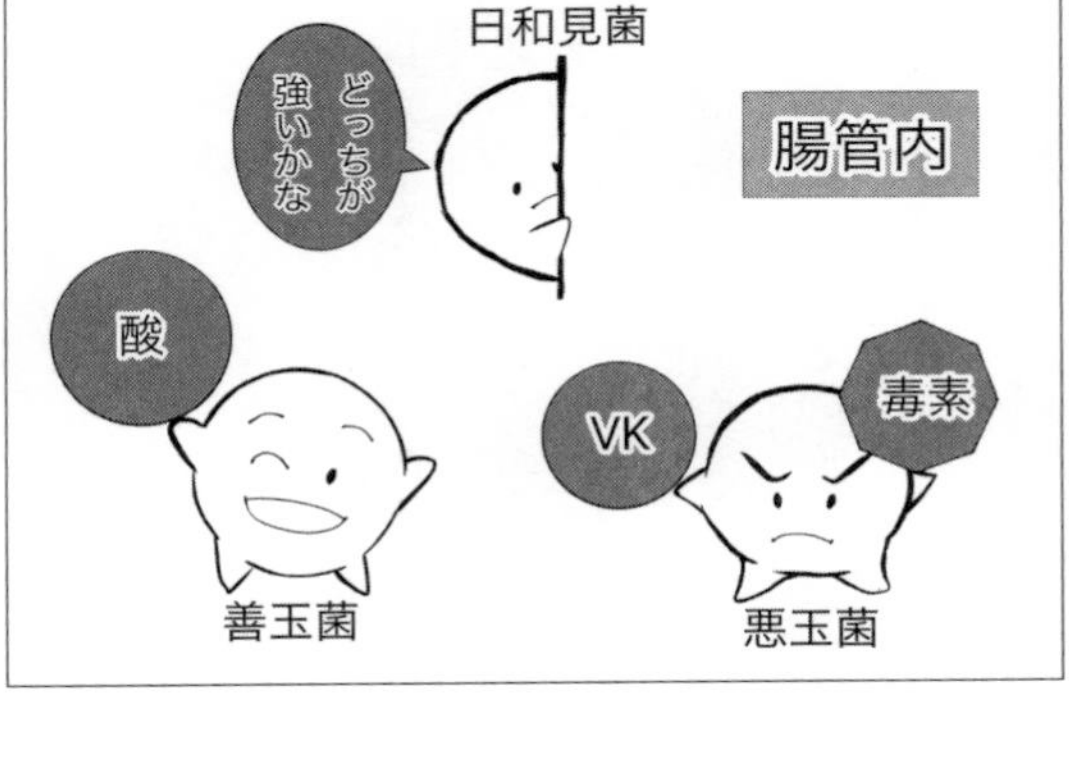

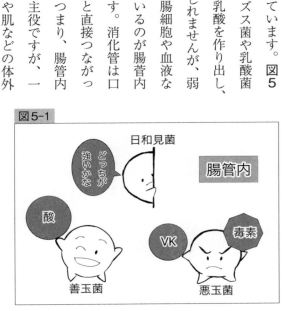

す。再びバリアを作る為には3時間以上かかるので、保湿が大切とされています。現在では弱酸性のボディソープやシャンプーが多くなっていますが、そもそも表皮のｐｈバランスを崩すような化学物質を使わないことが理想なのです。同じように、腸内細菌も多くの食べ物の影響で悪玉菌が増え、アルカリ性に傾いて弱酸性バリアが壊れます。理想は善玉菌の出す酸が多い状態なので、悪玉菌と善玉菌のバランスは免疫力に直結するのです。

日和見菌は名前の通り、どっちつかずの菌です。３つの菌の中で最も多い腸内細菌で、優勢になった菌の味方をします。悪玉菌はタンパク質の分解には必要不可欠なので無くなることはありません。大腸菌やウェルシュ菌のような悪玉菌はビタミンＫやビタミンＢ群を作り出す役割もあるので、善玉菌を脅かさない程度の割合で腸内環境には必要な存在です。しかし、悪玉菌が増えた腸内で発生するガスや毒素は有毒なものが多く、腸粘膜の機能を低下させます。悪玉菌のエサはアミノ酸などのタンパク質なので、肉類や高タンパク高脂質の食事は腸内環境を悪玉菌優位の状態にします。肉中心の食事や野菜の摂取量が少ないと、悪玉菌の勢力が拡大して善玉菌が少なくなるのです。悪玉菌は有害物質を発生させてバリア機能を低くし、善玉菌の働きも抑えて腸内環境を悪化させます。悪玉菌が存在することは何も問題はないのですが、善玉菌との勢力バランスが崩れると吸収能力と免疫力の低下を起こします。もちろんそれら悪玉菌から出た毒素が血液に乗って全身の細胞に回ってしまうと、細胞の代謝不良や肌荒れを起こすでしょう。悪玉菌はタンパク質を分解する時にアンモニアやアミン、硫化水素などの発ガン性物質を発生させ、さらに腸内を乱します。いわば悪玉菌優勢の腸内は病気製造工場のようなものなのです。

肉とガン

現在、ガン細胞は突然変異により生まれると考えられています。突然変異の原因は解明されていませんが、私は老化ストレスの蓄積が突然変異を起こすと考えています。老化ストレスで傷ついた細胞は、修復能力がありません。通常であれば、そのような異常細胞が発生したとしても、免疫細胞が排除します。しかし、免疫力が低下した状態では異常細胞を排除できません。つまり、ガンが病的になるまで大きくなる理由は、ガン細胞を処理できないくらいに低下した免疫力なのです。もちろん、他の免疫疾患も同じです。よって咀嚼で老化ストレスを減らして、免疫力を上げようとこれまで述べてきたのですが、具体的に生活の中で何が大きな原因なのでしょうか。腸内環境を悪化させ、免疫力を落とすものは加工食品や添加物だけではありません。私は過度な肉食が問題だと考えています。肉食も腸内環境を乱す大きな要因なのです。誤解が無いように言っておきますが、肉には他に代えがないくらいの栄養メリットがあります。食べない方が良いと言いたいわけではなく、食べる量、食べ方に注意する必要があるのです。

そもそも肉は消化に多くのエネルギーを使い、糖質と比べると約3倍の時間をかけて消化されます。咀嚼不足で胃に落ちた肉はそれ以上に時間がかかりますし、消化しきれなかった食べカスは腸内で腐ることは説明してきた通りです。肉を食べた翌日のおならが臭いのは腸内で悪玉菌が増え、肉が消化しきれずに腐った結果、腐敗菌と毒素が広がっていることが原因です。やはり肉は口、胃、腸の3か所で均等に消化負担を分担しなければなりません。胃での消化が糖質の3倍の時間がかかるのですから、口内消化も3倍の時間をかけるべきです。唾液にタンパク質を消化する酵素は存在しませんが、食塊をできるだけ小さくすることができますし、一緒に食べる糖質の消化をできるだけ口で行い胃の負担を減らすことが肉を食べる際に必要なのです。

ある日、テレビでこんな企画を見ました。それは肉と野菜はどちらが消化に良いかという実験です。消化液に近い液体に鶏肉とキャベツを入れてどちらが早く消化できるかを測るものでした。結果は鶏肉の方が、圧倒的に消化スピードが速いというのです。そして肉は消化に良いという結論でその番組は終わったのですが、これはとても誤解を生んでしまう実験だと思います。消化に良いかと言って肉は健康に良いかのような見せ方だったのです。まず野菜の主成分である食物繊維を消化する酵素は体内には存在しません。この時点で肉と比べることが間違いです。食物繊維は消化に悪いのではなく、消化できないのです。水溶性食物繊維は水に溶けてネバネバするので他の食塊を巻き込み、胃から腸への移動を緩やかにしてくれます。よって糖質の吸収もゆっくり行うことができるので血糖値の上昇を防ぐ役割があります。さらには不溶性食物繊維も水分を吸収して、便のかさ増しをして排便を促す役割があります。他にも、コレステロールや胆汁酸など排出すべき成分を吸着してくれるのです。なにより、食物繊維は善玉菌のエサとなって腸内で善玉菌勢力を増やします。このように野菜の食物繊維は栄養素として吸収するものではなく腸をクリーニングし、負担を減らしてくれる役割があるのです。したがって吸収する為の消化スピードを比較する意味はありません。「野菜より肉の方が消化に良い」といった結論には語弊があり、肉は消化に良い物のような印象を与えてしまっています。

ガンの罹患率ランキングを見ると上位に肉食中心の国が多い事が分かります。図5－2　日本は2人に1人がガンになる時代と言われ、年々ガン患者は増え続けていますが、２０１２年に発表された年齢調整をしたガン罹患率統計ではランキング30位です。アメリカは6位、オーストラリアは3位、フランスは2位とどこも肉食文化であり、上位は全て先進国でもあります。実際には、南米の方が先進国の欧北米より肉の消費量は多いです。しかし先程言った通り、肉は健康に悪い食べ物というわけではありません。食べ方が問題と述べたように、先進国であるほど咀嚼する時間も短いと推測できます。フランスは食事時間が先進国の中で一番長いとされていますが、これはコミュニケーションの場であり会話をしながら食べるので咀嚼しているとは考えにくいでしょう。口の中に食べ物があれば話すことはしませんので、むしろ話す為に口の中を早く空にしようとする

図5－2

1位	デンマーク
2位	フランス
3位	オーストラリア
4位	ベルギー
5位	ノルウェー
6位	アメリカ
7位	アイルランド
8位	韓国
9位	オランダ
・	・
30位	日本
2002 2008 2012	3期間のデータ 年齢調整後の がん罹患率ランキング

OECDによる年齢調整後の人口10万人当たりの年間がん発症者数（罹患率）データを元に筆者が作成

かもしれません。さらには家庭でも前菜からはじまりデザートまでとにかく長い時間をかけて食べます。咀嚼することで食事時間が長くなるのは良いことですが、食事量が多いために食事時間が長くなっては、胃腸への負担時間が長くなるだけです。後進国では肉の消費量が多いとは言え、お腹いっぱいに食べる事が少なく、1日3食の習慣がない国が多いので胃腸の負担時間が短いことが予想できます。1位のデンマーク以外にもトップ10にはヨーロッパ諸国が多く入っています。これは、免疫力を落とすと言われているグルテンが入ったパンやパスタを主食としている事も欧米の上位ランクイン要因としてあると思いますが、トップ10内で唯一アジアの国である8位の韓国に注目して下さい。日本と同じ米文化で、キムチなどの発酵食品もよく食べ、日本と地理的に近いこともあってか食文化はとても似ています。しかしガン罹患率でこんなにも差が出るのはなぜかと考えれば、それは韓国が圧倒的に肉食文化であるという事です。日本が魚を多様な製法で食すように、韓国は肉を多様な製法で食します。いずれにせよ日本と似ている生活文化にも関わらずガン罹患率にこのような差が出ることは、ガンに罹患するヒントが隠されていると思うのです。肉は植物性タンパク質の2倍のアミノ酸を含有している貴重な栄養源なので、食べることは必要ですが食べ方に気を付けるべきでしょう。私は胃腸に負担をかける代表として肉を挙げているに過ぎず、1日3食で咀嚼も少なく、さらに肉の消費量が多いという事が胃腸への負担になっていると主張しているのです。

動物性のタンパク質と脂質を摂取し過ぎると腸内の悪玉菌が優勢になります。当然エサが増えれば悪玉菌も増えるからです。善玉菌のエサである野菜が足りなければ、ますます悪玉菌優勢の腸内環境になってしまうでしょう。結果として弱酸性に保つことが難しくなった腸内は一気に免疫力を落とすことになります。弱酸性のバリアが無くなり、悪玉菌が発する有害物質に晒された腸細胞は機能低下に陥るのです。そうなれば、有害物質や病原性ウイルスの体内への侵入を許してしまいます。現代食は悪玉菌を養う栄養は十分過ぎるほどありますが、善玉菌を養う力は少なくなっています。善玉菌のエサは水溶性食物繊維やオリゴ糖なので、海藻類や根菜類、こんにゃく、発酵食品などを積極的にとることが必要です。善玉菌がエサを食べ、酪酸や乳酸を出して腸内環境を弱酸性に保つことは免疫力を上げるのです。100兆個以上あるとされている腸内細菌は、未知の世界ですが、加工食品や肉食の食べ過ぎで悪玉菌が優勢になる事は間違いありません。悪玉菌は動物性タンパク質をエサとするので、加工食品を食べる比率が多い現代においては、ほとんどの人の腸内環境は理想的でないことは予想できます。悪玉菌が1割、善玉菌が2割、日和見菌が7割、これが最も理想のバランスとされているようなので、単純に悪玉菌が好む食べ物の2倍は善玉菌が好む食べ物を摂らなければいけないと考えられるのです。

宿便の正体

細胞から代謝された毒素は血液を乗って全身を回ります。通常なら、それらは細胞に蓄積せずに腸内に排出されるのですが、うまく排出されないことがあります。その原因が宿便《しゅくべん》です。腸管内は絨毛《じゅうもう》といってイソギンチャクのように腸細胞が存在しています。**図5-3**　これは腸粘膜の表面積を大きくすることで栄養吸収の効率を上げる為です。成人男性の腸の表面積はテニスコート一面分の広さと言われる理由は、この絨毛の構造にあります。しかし、この構造ゆえに絨毛の間に便が蓄積してしまう事があります。腸内環境の悪化で便がドロドロと粘着質になり、絨毛の間に詰まっ

図5-3

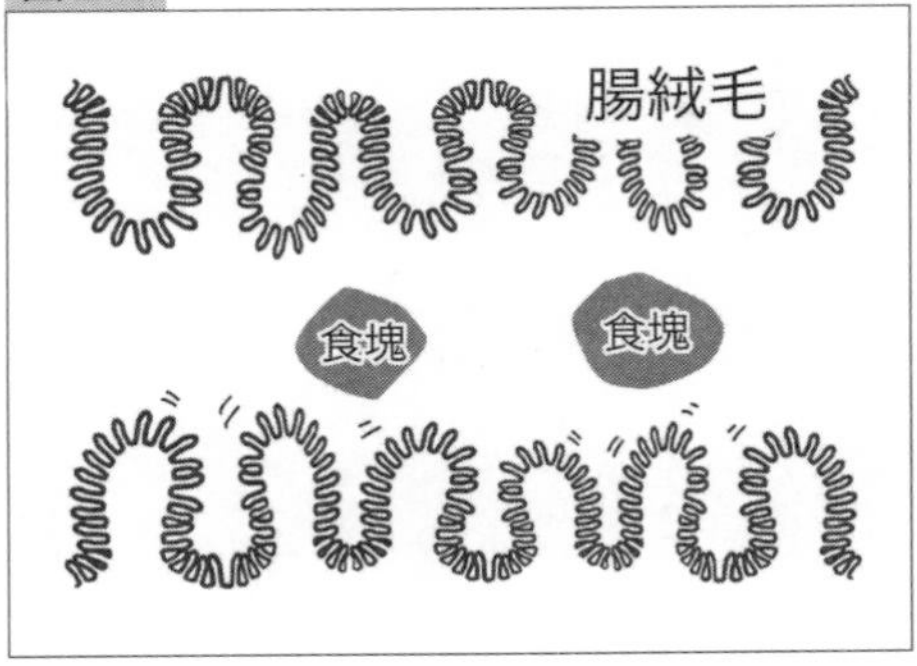

てしまうのです。さらに腸内環境の悪化が排出力を弱めて、便秘になると絨毛間に便が余計に詰まります。これが宿便の正体です。絨毛に便が詰まってしまうと、腸細胞が新陳代謝によって剥がれ落ちて、古い細胞を便として出すことができなくなります。つまり、全身の毒素を腸内に排出することもできなくなってしまうわけです。では、その毒素はどこから排出されるのか。それは皮膚からです。これが、肉食が過ぎる人の体臭がきつい理由でもあります。体臭は内臓の状態を表すと言いますが、腸内環境が悪い人は腸に排出できない毒素や古い細胞を皮膚から排出しているので、体臭がきつくなるのです。皮膚から排出されるといっても、発ガン性の毒素は腸に排出されずに再び全身を回る途中で、どの細胞に蓄積してもおかしくありません。さらに、その毒素を含んだ血液から作られるホルモンや唾液の質は落ちるでしょう。これは3章で述べたように、腸内環境が血液と唾液の質を決める理由です。粗悪な原料から良質なものは作れないのです。

ガンより悪質な心疾患

アメリカは日本の倍以上の肉を年間で消費しています。ガンは肉食と関係すると言ったので、ガン罹患率が日本より高いアメリカも当然、日本と同じようにガンが最も多い死因であると思ってしまいます。しかし、アメリカの死因で最も多いのは心疾患であり、ガンの数倍も多いのが現実です。どういう意味かというと、ガンは変性した細胞が長い年数をかけて体を蝕みます。ガン細胞が発生して自覚症状が出るまでには数年かかるのです。しかし、心疾患は突然起こります。体を蝕み、死に至るスピードが心疾患の方が早いのです。それは、心疾患はガンより悪質な病だという事の表れでもあります。中でも最も多い虚血性心疾患は、心臓に酸素を送る血管が狭くなったり、血液がドロドロになったりすることで、心臓が酸欠を起こして心停止する病です。血管は自律神経に支配されていますし、血液は食べ物や腸内環境の質で悪化します。つまり、心疾患もガンと同じように免疫力の低下で起こるものです。ガン死因がアメリカより日本の方が多いからといって、アメリカ人より不健康とは言えません。それは心疾患の方がガンよりも突発的に起き、血管や細胞の老化スピードが断然速いからです。ガンは免疫の低下によって、ガン細胞を排除できなくなり、徐々に増殖して死に至らしめます。しかし、心疾患は免疫力の低下が著しく、心筋細胞が酸欠を起こすほど血液の質が悪いのです。よって、免疫力が低い国ほど老化スピードの速い心疾患が増加すると私は考えています。心疾患での死亡数が、ガンより多いアメリカは日本と比べて免疫力の差が著しく低いのでしょう。

１９８０年当時、アメリカでは健康の為に食肉量を減らすようにキャンペーンを行いました。それを見た日本も同じような健康キャンペーンを行いましたが、当時の１日で消費する肉の量はアメリカと比べて日本は４〜５倍少なかったといいます。肉の消費量がここまで異なるのに日本も肉を減らした方が良いというのはおかしな話です。心疾患もガンも同じ「免疫低下」の悪循環の中で起こる疾患であり病気の原因がコレだ、という直接的なものは基本的には存在しません。ガンの原因を肉に求めて、肉を食べなければガンにならないと思うのはオカルトです。肉が悪いわけではなく、肉の咀嚼不足が結果として免疫力を落としやすいという例に過ぎません。もちろん食べ過ぎは良くありませんが、体のほとんどをタンパク質で構成しているヒトにとって肉は必要なのです。肉が原因で健康を害するのは、食べる量と、食べ方を間違えた時で、より多くの咀嚼をしなければなりません。肉に関しては多くの研究により、健康に悪いだとか、健康の為に食べるべきだとか議論の対象になることが多く、実際、私も肉に関して多くの意見を聞いてきましたが、良し悪しについては私の中で結論付けられませんでした。私が納得できるのは、肉には多くの栄養が含まれている事と、肉が咀嚼不足によって健康を害するという事。これは肉の良し悪しではなく、食べ方の話なのです。

腸免疫

話を体内に戻し、腸が免疫の中枢と呼ばれる理由を説明しましょう。これまで細胞が働きやすい環境こそ免疫力だと言ってきました。そのような最適な環境は老化ストレスが少なく、免疫細胞自体も正しく働くことができるからです。それでも、免疫細胞がいなければ免疫力にはならないので、免疫細胞についても考えざるを得ません。免疫力の主役はやはり免疫細胞です。免疫細胞は血液や細胞の周りに存在して全身をめぐっています。そして、全身の70％の免疫細胞が腸壁《ちょうへき》の内側に集中して存在していることは、知らない人が多いでしょう。多様な物質に触れて体内に吸収する腸は、有害物質を侵入させない為に免疫細胞が集まっているのです。腸は、いわば体内への入り口です。つまり侵入してくる異物を監視する腸の免疫細胞たちは、体にとって異物侵入を防ぐ最後の塞であります。よって、ほとんどの免疫細胞が集まる腸は免疫の中枢と呼ばれるのです。図５－４のように、体はこれだけの免疫細胞が協力し合って異物を処理しています。これらの細胞が働く環境はとても重要です。全身の70％の免疫細胞が集まっている腸細胞の環境はいかに重要か分かるでしょう。ここまでは、その免役の中枢「腸」を適切な環境にするという事でｐｈや浮腫み、虚血、腸内細菌の環境について述べてきました。ここからは免疫細胞のより具体的な働きにフォーカスしていきます。

図5-4

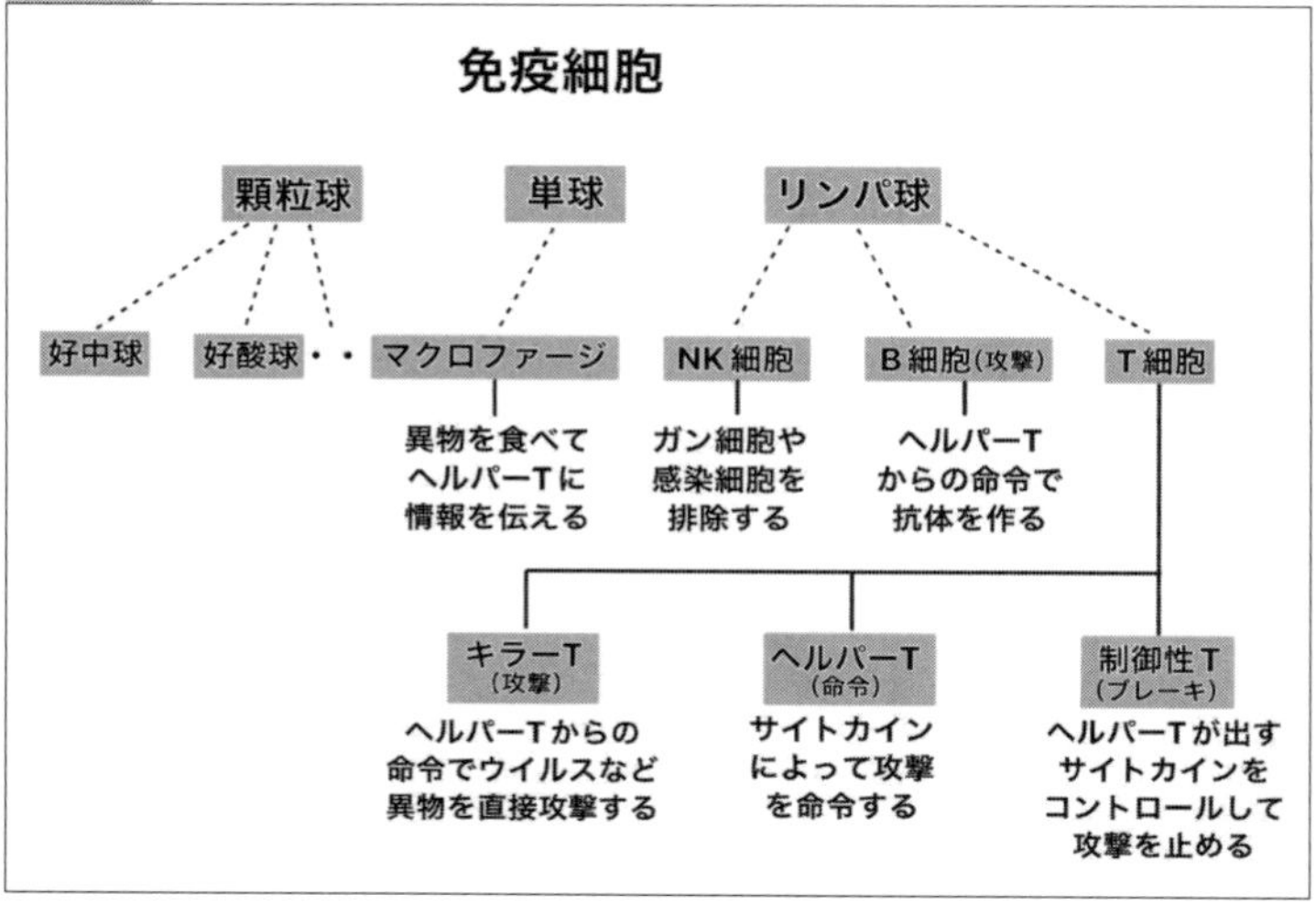

免疫細胞
顆粒球
単球
リンパ球
好中球
好酸球・・
マクロファージ
NK細胞
B細胞(攻撃)
T細胞
異物を食べて
ヘルパーTに
情報を伝える
ガン細胞や
感染細胞を
排除する
ヘルパーT
からの命令で
抗体を作る
キラーT
(攻撃)
ヘルパーT
(命令)
制御性T
(ブレーキ)
ヘルパーTからの
命令でウイルスなど
異物を直接攻撃する
サイトカイン
によって攻撃
を命令する
ヘルパーTが出す
サイトカインを
コントロールして
攻撃を止める

序章で新型コロナウイルス重症者はサイトカインストームを起こしていると言いました。それには制御性T細胞が深く関わっています。制御性T細胞は、ヘルパーT細胞が攻撃命令に使うサイトカインを抑えます。サイトカインの量をコントロールして、抗体を過剰に作り過ぎないようにするブレーキ役です。もし制御性T細胞がうまく活性化しないと、抗体を作り過ぎてしまい自分の体を攻撃し始めます。サイトカインによる攻撃命令が止まらないので、免疫細胞が暴走してしまうのです。これがサイトカインストームです。免疫暴走を抑制する制御性T細胞は、胸腺という器官の中で成熟する、ただのT細胞から制御性T細胞、キラーT細胞、ヘルパーT細胞とそれぞれ分化して生まれます。そしてここが重要で、T細胞から制御性T細胞に分化する為には、酪酸が必要です。そう、前述した善玉菌が作りだす酪酸が制御性T細胞を生む為に必要なのです。**図5-5**　つまり善玉菌が作る酪酸は酸性バリアだけでなく、免疫の正常な活動にも必要だと分かります。劣悪な腸内環境では善玉菌が不利な状況なので酪酸が作られず、T細胞に

図5-5

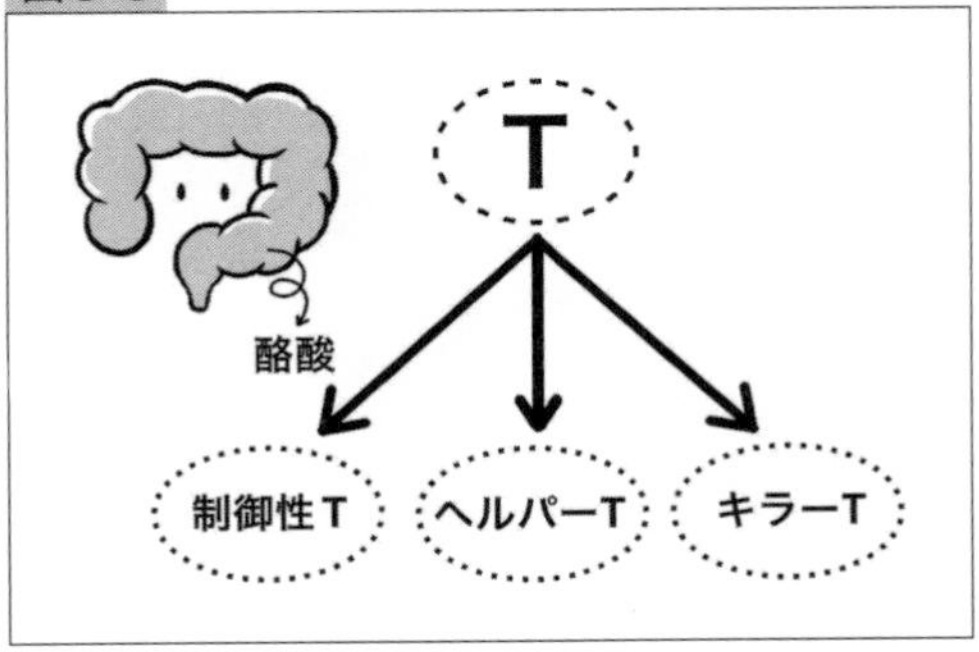

届きません。そうなると制御性T細胞は生まれないので、他の免疫細胞の攻撃力をコントロールできなくなるでしょう。つまり、ブレーキ役がいない免疫システムは暴走し、自分の体を攻撃し始めます。このように腸内細菌バランスが悪いだけでも、免疫異常が起きる可能性があるのです。たとえ、ワクチンで抗体量を増やして攻撃力を上げたとしても、それを制御する細胞が少なければ免疫暴走を起こし、ウイルスの病原性を上回る攻撃を自分の体に向けてしまいます。病原菌がスイッチとなり、ヘルパーT細胞が出すサイトカインをコントロールできずにまき散らすことで、キラーT細胞とB細胞が暴れます。こうなればウイルスよりも自分の方が脅威です。酪酸は腸内細菌でしか合成できません。よって、免疫暴走のきっかけは腸内環境の悪化である可能性が高いのです。すなわち、免疫の中枢である腸が弱ることは多くの免疫疾患を生み出すことになります。風邪をひくと腹を下しますが、風邪をひくから腹を下すわけではありません。腸が弱まったから風邪をひくのです。ガンになったから免疫が弱まるのではなく、免疫が弱いからガンになるのです。病が原因で免役低下の症状が出ると思われがちですが、実は順番が逆なのです。

肥満は炎症

サイトカインは免疫細胞の連絡ツールです。仲間を呼び寄せて、活性化し、熱を出してウイルスを弱めるという大切な働きをします。しかし、サイトカインが過剰に出て、炎症させ過ぎてしまえばサイトカインストームを起こします。新型コロナウイルスの重症者ほど抗体価が高い理由は、制御性T細胞のブレーキが効かずにB細胞の暴走で抗体をまき散らしている可能性があります。要するに、過剰な炎症を起こしているのはウイルスではなく、自分自身という事です。よって制御性T細胞の減少はアレルギーや自己免疫疾患の原因とも言われており、現在研究が進められています。

新型コロナウイルスの死亡者、重症者の多くは肥満や基礎疾患を抱える、いわゆる不健康な人がほとんどです。それは腸内環境が悪く、免疫反応が正常ではない可能性が高いことが推測できるのです。ここで2章に記した老化の原因の一つ、炎症について覚えてほしいことがあります。サイトカインに反応したマクロファージは粘着質の物質を出して異物を捕まえようとするので、血液をドロドロにして血栓を作ってしまいます。それが体中の末端組織、臓器細胞の血流を悪くし、細胞を急激に劣化させるのでサイトカインストームはかなり危険です。しかし、サイトカインストームを起こしやすい状態があります。それが肥満です。肥満の人はサイトカインストームがスムーズに起こりやすいのです。肥満とは脂肪細胞が大きく肥えた状態です。そのような脂肪細胞からはサイトカインが常に出ていることが研究で分かっています。つまり、肥満はすでに全身炎症が起きている状態なのです。そこに加えてサイトカインが炎症を起こそうとすれば、火に油を注ぐようなもので、炎症はスムーズに広まり、悪化していくでしょう。結局のところ、肥満での慢性的な炎症を抱え、加えて腸内環境が悪い人は細胞の老化（炎症）スピードを上げて病気になりやすい体なのです。たとえ症状がなくても体の状態が悪ければ、健康とは言えません。病気が無いことが、健康であるとは言えない理由がここにあるのです。

アレルギーとは

アレルギーも自己免疫疾患ですが、近年研究で分かってきた事を紹介しましょう。アレルギーとは敵ではない物を、敵だと誤認識することで免疫が働いてしまう疾患です。なぜ誤認識するのかはまだ研究途上にありますが、こんな説があります。普通、口から入った食べ物は免疫細胞にとって「敵ではない」とみなされ、過剰な免疫反応はしません。これを経口免疫寛容《けいこうめんえきかんよう》と呼びます。それとは反対に、皮膚のバリアが壊れて異物が角質を超えて侵入すると、免疫反応を起こします。これは免疫細胞に「敵」として記憶されるからです。これを経皮感作《けいひかんさ》と呼びます。もちろん、経皮感作によって敵とみなされたものが口から入るとアレルギー反応が起きます。つまり、人は口から入ったものは味方で、皮膚から入ったものは敵とみなすようなのです。漆職人が漆にかぶれないように、幼少期から漆を舐めることはちゃんと理に適っているわけです。なので、皮膚の常在菌バリアが壊れると経皮感作が起きやすくなることから、幼少期での過度なアルコール消毒は控えた方が良いでしょう。

子供が触れる細菌の種類が減ることはよくありません。なにかと子供の手指をアルコール消毒したがる親は多いですが、それによって体内に入る細菌が減ってしまいます。もちろん病原菌を入れない為に消毒するのですが、細菌と共存している人間にとって、過剰な細菌避けは好ましくありません。さらに、食事の質によっても腸に定着する細菌の減少につながります。腸内細菌が定着できるのは2歳～10歳までと言われていて、その後はどんな細菌も定着できなくなります。近年増えている子供のアレルギーは、腸内環境の乱れや食の偏りによって腸内細菌が多様でなくなってきている事が原因と言われ始めてきました。共生細菌が免役に影響していることが分かる実験があります。この実験では、無菌室で育ったマウスは制御性T細胞が少ないという結果が出たのです。(14)私は、無菌で動物が育つと病原菌に対する攻撃力が弱くなるイメージを持っていました。しかし、まさか免疫を抑える細胞が少なくなるとは驚きです。腸内細菌の偏りと種類の少なさで、制御性T細胞の合成に必要な善玉菌が少ないのでしょう。こうなっては、もし危険でない食べ物を体内に入れたとしても、常に異物の侵入を監視している免疫細胞が少し攻撃するだけで免疫反応がエスカレートしてしまいます。つまりは、人間も細菌と触れ合うことが減ると善玉菌が減り、制御性T細胞も減り、免疫反応の異常（アレルギー）を起こす可能性があります。なので、幼少期には自然の細菌と触れ合い、多様な食事で善玉菌を取り入れて、腸内細菌叢《さいきんそう》を構築することが大切なのです。

6章　ストレスの正体

自律神経は調節してるだけ

4章で、浮腫み以外で最も虚血を起こす原因は自律神経だと述べました。自律神経とは交感神経と副交感神経の事です。ここでは自律神経の生理的機能について知る必要はありません。ただ一つ、自律神経とは何かと問われれば、私はこう答えます。「自律神経とは、生きる為に必要な調節をしてくれる神経」だと。自律とは呼吸や消化、代謝、生殖、排泄のような最も生物的な機能の事です。それらを調節する神経が自律神経だと覚えてもらえれば良いでしょう。ここで重要な事は、自律機能は無意識に行われる活動という事です。もし、心臓の動きや消化管の運動、血管の収縮などが意識でコントロールできてしまったら、それは自律機能とは言えません。その活動は大脳新皮質を介さず認知することができないので、自律と呼びます。よって、自律神経を使った調節は、基本的に意識でコントロールすることはできないのです。しかし、それは意識に影響を与えないという意味ではありません。精神的なパニックになると呼吸が乱れますが、これは自律神経を介した現象です。意識が自律神経を刺激し、それに支配されている横隔膜の運動が激しくなる結果、呼吸が乱れます。これは意識が、無意識活動である呼吸に影響を与えている例です。パニックという意識に対する調節の結果が、呼吸を速めたとも言えます。要するに、自律機能を意識でコントロールできるわけでは無いですが、無意識と意識の活動はお互い調節という形で影響されてしまうのです。ゆえに、自律神経失調症などは原因を特定することができません。なぜなら、自律神経はただの調節機能の連絡路であり、それにつながる意識、無意識活動は膨大に存在します。どの活動が自律神経を乱しているか特定できないのです。自律神経が狂っているわけではなく、何かのせいで自律神経が調節し続けている副産物として虚血など症状を起こすので、自律神経自体の障害だと思ってはいけません。それはただ何かに反応して機能を全うしているだけなのですから。

原因は意識と無意識の活動どちらかですが、もしそれが意識すなわち思考である場合、治療することは難しいでしょう。それは患者自身の問題だからです。例えば、思い込みもその一つ。自分だけが思考している考え、思い込み、心理ストレスのせいで自律神経を乱すことはよくある事です。それに関する有名な実験があります。

ブアメード実験

１８８３年オランダ、政治犯であった死刑囚ブアメードは、ある実験に協力すれば釈放すると約束されました。その実験とは、人体はどのくらい血液を失ったら死ぬのかというもの。ブアメードはベッドに縛り付けられ、目隠しをされました。彼の周りを医師たちが囲み、ブアメードに聞こえるようにこう話すのです。「人間は１／３の血液を失ったら死ぬ、そういう結論に至った」そして実験が始まり、ブアメードは足の親指にメスで切られるような痛みを感じました。指先から血液がどんどん流れる感覚がして、下に置いてある容器にポタポタと血が垂れるのが聞こえるのです。時間が経つにつれて医師はブアメードに出血量を伝え始めました。１ℓ…1.5ℓ…２ℓ…。そして医師はブアメードに血液量の１／３に達したと伝えると、彼は息を引き取ったのです。しかし、この実験の本来の目的は、実は失血量ではなく思い込みが体に与える影響でした。医師は彼の指に痛みだけを与えてメスを入れてはおらず、ポタポタと流れている気がしたのは血ではなく水だったのです。ブアメードはその水が自分の血だと思い込み、失血量を聞かされていただけでした。実際にブアメードの体から血液は抜かれておらず、生理学的には死ぬはずがありません。しかし実際に、ブアメードは思い込みだけで死んだのです。これをノーシーボ効果と呼びます。これはネガティブ思考が体にネガティブな影響を与えた最たる例でしょう。おそらく、自律神経が血管を収縮させ、心臓が虚血を起こしたのだと思われています。意識が自律神経を介して、生命活動を止めたのです。病は気からとよく言いますが、それはあながち嘘ではなくて、心の在り方が体に直接現れます。これだけ見れば、生命力や免疫力は精神が全てという事になりますが、さすがにこのシステムだけでヒトは成り立っていません。とはいえ、このような関係が存在することは、精神と体は自律神経を介してつながっている事を強く認識させるでしょう。意識が体に影響を及ぼすことは、皆さんもよく知っています。ストレスを感じると胃が痛くなったりするのも同じです。精神力を鍛えれば、免疫力は上がるのかもしれません。

では反対に、無意識な活動が体に影響を与えるとすれば、何があるでしょうか。私が思うに、自律機能を最も大きく反応させる無意識活動は、消化と吸収です。つまり、食事が与えるストレスによって、自律機能は調節を余儀なくされ、意識が乱れるのではないかと思うわけです。語弊を恐れず言えば、食事のせいで精神を狂わすと思っています。それは、腸に対するストレスに自律機能が反応した結果、意識にも影響があるのではないかという意味です。もし、胃腸が浮腫み、細胞が代謝異常を起こして虚血になると、免疫力が落ちるだけでしょうか。おそらくそれは体にとっての緊急事態なので、自律神経を介して調節されます。もちろん、交感神経が高まったりするので精神も緊張するでしょう。つまり、腸の乱れが続くほど自律神経はそれに対して調節し続けて、意識に影響を与えることを止めないのです。これが精神に悪影響を与えるのではないでしょうか。自律神経は調節する神経という事は、とても重要なのでさらに詳しく説明しましょう。

結局ストレスって何?

精神障害とは、脳の病気だという人もいれば、心の病気だという人もいます。しかし脳という物質的なものと心という抽象的な概念は大きく違います。なぜ精神は脳と心で分けて考えられるのでしょうか。というのも、脳が感じるストレスは、思考的ストレスと物質的ストレスに分けることができるからなのです。思考的ストレスは、生活の中で常に存在します。例えば、ある女性は会話することが大好きで、おしゃべりな性格だとしましょう。週に1度は友達との会話がストレス発散になっていて、会話できない日が続くとそれはとてもストレスに感じます。この場合、女性の精神的ストレスとは、友達と会話できないことを認知して生じることになる思考的ストレスです。しかし会話を週2回に増やすと、会話が面倒になってきました。つまり、ストレス発散となる会話には週1回という条件が必要です。さらに、週1回の会話も気分がなぜか優れない日もあり、これではストレス発散であった会話が逆にストレスに変化します。このように思考的ストレスとは、場合によるのです。思い込みと同じで、本人にしか感じない多くの要因に左右されてしまいます。要するに、思考的ストレスは受け手によってストレスになり得る相対的なモノなのです。この思考的ストレスは、自律神経を介して肉体に影響を与えます。ブアメードの場合、思考的ストレスは、肉体を殺すほどの影響を与えました。これが心で感じるストレスです。この不確実で流動的なストレスだけを、多くの人は精神的ストレスだと考えているでしょう。しかし、それは意識できるものだけに過ぎません。なぜなら、意識にあって、認知し、思考できて、初めてストレスになり得るからです。では意識できない精神的ストレスとは何でしょうか。それが物質的ストレスなのです。

思考する場所、脳が物質的にダメージを負っている場合どうなるでしょうか。おそらく、その思考は適切ではありません。思い込みが肉体に影響を与えたとは逆に、脳（肉体）が物質的にダメージを受けた時、思考が異常になると考えるのは当然だからです。だから、脳内物質の変化や脳の構造異常が、精神障害の原因であるとされるのです。実際、精神障害患者の脳内物質には特徴があったりします。よって、現代の精神障害におけるストレス研究のほとんどが脳すなわち物質的ストレスにフォーカスされているのです。しかし、精神を形成するのは脳だけではありません。物質的ストレスを解明する為には、脳内の研究だけでは不十分だと思います。なぜなら、脳において認知・思考すること以外の主たる役割とは「調節」だからです。前述した通り、ストレスを認知できてしまっている時点で、私たちが感じる精神的ストレスは全て思考的ストレスです。では、その思考に影響を与える可能性がある、物質的ストレスは認知できるのでしょうか。また物質的ストレスが発生する原因は認知できるのでしょうか。否、それはできません。なぜなら物質的ストレスの発生理由は、全て調節活動の結果にあるからです。調節活動は、大脳新皮質以下の脳で行われます。要するに、認知できない無意識領域での活動の結果が物質的ストレスを生むのです。調節活動は、生きる為に基本的な機能を対象としています。なので、物質的ストレスは脳単体のせいで生まれるモノではありません。全身の機能を調節した結果、脳に現れるものが物質的ストレスなので、脳だけにフォーカスした研究ではそれを解明するのに不十分だと私は思うのです。

具体的に説明しましょう。生命活動の調節は、主に自律神経やホルモンを介して行われます。それらはもちろん、ストレスに対して反応しているだけです。もし人前でスピーチをする時、ドキドキしますよね。手に汗をかき、心拍は早まり、お腹が痛くなります。この症状は、人前でスピーチをするという刺激に対して、脳が自律神経を使って反応している結果です。この時、脳内物質の変化も伴うので、物質的ストレスが存在すると言えます。なぜなら自律機能の反応である心拍促進や発汗があるという事は、脳内で物質的変化があることを意味しているからです。それはアドレナリンのような物質かもしれません。つまり、自律機能の反応が起きた場合、その原因を認知できるか否かに関わらず無意識下では物質的ストレスが存在しています。その時、私たちが精神的ストレスだと認知するものは、ただ「緊張」という思考的ストレスだけですが、自律神経やホルモンの活動は脳内物質を通して行われるので、自律機能の反応がある時点で物質的ストレスは必ず存在するのです。

例えば、あなたはダイエットを決意しました。朝起きて、今日は仕事終わりに夕飯を食べないでランニングすると決めたとします。しかし仕事から帰ってくると、どうしてもやる気が起きません。ビールでも飲みたい気分です。そして、ダイエットは明日からやることにして夕飯を食べてしまいました。こんな経験あるでしょうか。おそらくほとんどの人はダイエットに限らず、その時の感情に流されてやるべきことを先延ばしにした経験があると思います。これは、ストレスと脳の調節あるあるです。朝はストレスがない状態でダイエットを決意できました。しかし、仕事がストレスとなり、それに対して脳が調節をします。要は、ストレス発散の為に快楽を求めるのです。それは、脳内物質を使ってアルコールや食べ物を求める脳の反応であり、調節でもあります。その影響で、やる気が起きないという思考的ストレスも同時に生じ、脳はストレスから逃れるように体を行動させるのです。つまり、脳

図6-1

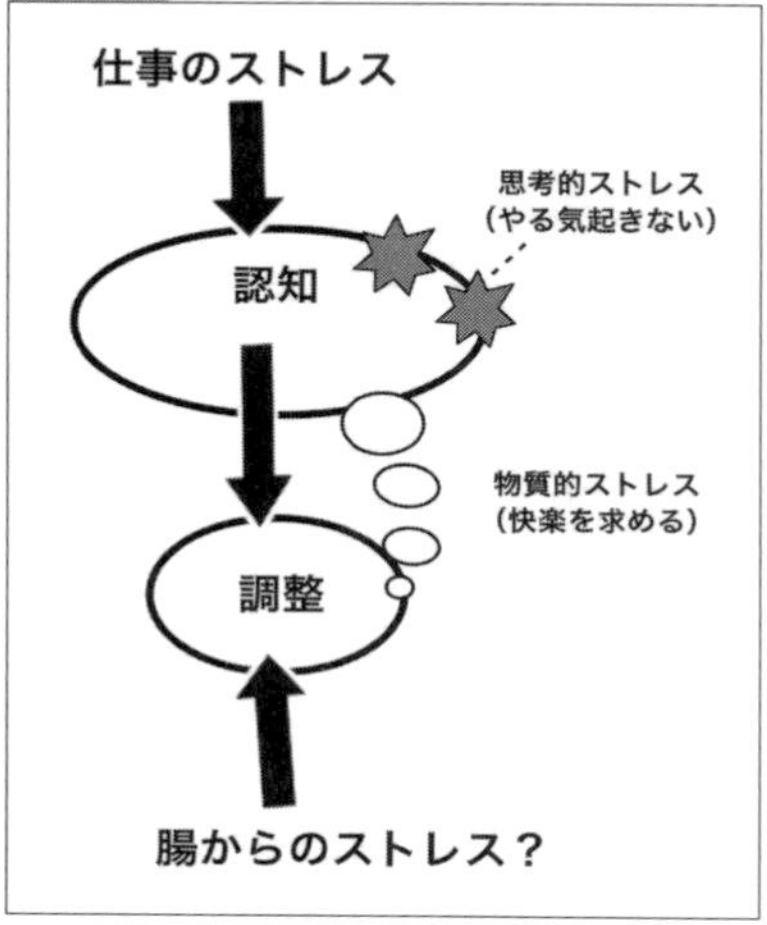

はストレスに対する「調節」と、その結果生じた脳内物質に影響される「認知」を行う器官と言えます。これを、それぞれ物質的ストレスや思考的ストレスと私は呼んでいるのです。図6-1

ちなみに一応説明しておきますが、思考的ストレスと私が呼ぶのは、一般でいうところの心理ストレスの事です。これは大脳新皮質で感じるストレスなので、新皮質の機能である認知と思考に由来して思考的ストレスと呼んだ方が分かりやすいので私はそう呼んでいます。認知ストレスでも、心理ストレスでも、思考ストレスでも何でもよいですが、頭で考えて意識できるソレのことです。

しかし、スピーチや仕事の例のように、自律神経が反応している原因が分かることは稀です。なぜか疲れが取れない。力を抜けない。息苦しい。いらつく。不安だ。ドキドキする。めまい、頭痛…自律神経が反応していることは分かるのに、多くは原因が分かりません。それらの症状は「何」に脳が反応しているのでしょうか。普通、ストレスを感じることは痛みと同じで体にとって警告の役目をしています。心の悲鳴を認知することでストレスから解放されようと人は行動できるからです。しかし、理由が分からないストレスは気づかぬうちに体を蝕むかもしれません。無意識に脳が、何かストレスに反応して調節しようとしている場合、そこには物質的ストレスが存在し、それに影響された脳で考えることは思考的ストレスを生むでしょう。なので、原因は分からないけど不調を感じている場合、必ず理由がある事を知るべきで、そこに目を向けることが大切なのです。

その理由の一つが食事です。食事は、あなたが思っている以上に無意識下のストレスになります。ストレス発散する為に食べていると思うかもしれませんが、その行動も脳がさせている調節なのです。例えば、格闘技では肝臓を狙ってパンチします。もし肝臓にパンチを受ければ時間が経つにつれて足が動かなくなります。これは肝臓に血が集まるからです。足の血流が悪くなり、代謝が悪くなり、乳酸が溜まって急速に筋肉が疲労するのです。日常でパンチを受けることはありませんが理屈は同じで、常に内臓と筋肉は血の取り合いをしています。食事もそうです。胃腸が働いている時間は内臓に血が集まる代わりに、筋肉の血液量は減ります。胃では3〜4時間、腸では10時間以上を消化に使います。これを1日に3回行うのです。どれだけ消化器に血液が集まっているか想像できるでしょうか。それだけ食事は体にとって大きなイベントなのです。しかし、胃腸に血液が集まることがストレスと言っているわけではありません。たしかに、食後は脳に血液が回りにくいですが、それをストレスだと私は思いません。けれども、消化器と運動器の血液の取り合いは自律神経を介して行われています。自律神経を介した血液の調節を起こしている事実は、無意識のストレスとして、精神を左右している事も意味するのではないかと私は思います。要するに、食事による影響が無意識な調節を起こし、脳内に物質的ストレスを生んでいると考えられるのです。

現在、精神障害や自律神経障害の根本的な原因は解明されていません。原因は分からないけど「何か」に脳が反応して自律神経を狂わせているストレスとは何か。よく言われるストレスという曖昧なものは、具体的に何なのか。自分では意識できない、気づかない「何か」とは意外と食事かもしれません。肉を食べ過ぎると性格が荒くなり、野菜だけ食べると気弱になる、と聞いたことがあります。これはなんの根拠もない言葉ですが、もし胃腸へのストレスが精神状態を揺るがすとしたら、説明がつくかもしれません。次章では、胃腸に負担がかかる事は確実に脳と精神に悪影響を与えることを述べましょう。もし腸と脳の環境がリンクしているならば、食事は精神障害の大きなストレス要因となる根拠になります。精神障害とはメンタルのような単純な話ではなく、精神は思考が作るのか、それとも身体（腸）が作るのかという深いテーマである気がするのです。

体が先か、脳が先か

腸と脳の関係について話す前に、感情について考えてみましょう。皆さんは、感情はどこから生まれると思いますか。例えば、「恐怖」という感情は人によって感じ方や強弱は違いますが、もし恐怖を感じれば心拍数が上がってドキドキします。恐怖が強ければ震える人もいるでしょう。これは『怖いから震えている』と言えます。何が言いたいかというと、感情があって次に身体反応が起きるという事です。人は目で見たもの、耳で聞いたこと、肌で感じた何かを感覚として脳に伝え、そこで記憶や体験情報と統合されて感情の内容と種類を決めるとされています。その感情を認知し、情報は視床下部に送られて自律神経やホルモンを作用させて、震えなどの身体反応を起こします。感情を認知した後に震えるのです。よって、感情→身体反応の順番となります。これはイメージしやすいですね。このように脳の認知が感情を生むことを中枢《ちゅうすう》起源説と呼びます。1927年にW・キャノンとP・バードが提唱した感情の起源を説明するものです。これは皆さんもしっくりくると思います。脳が体を支配している考え方にもピッタリの理論です。

しかし、それよりも前に末梢《まっしょう》起源説というものがありました。1890年にW・ジェームズとC・ランゲによって提唱された末梢起源説は、中枢起源説とは逆で『悲しいから泣くのではなく、泣くから悲しいのだ』という言葉にある通り、感情の前にまず身体による活動と反応があるとしています。これは身体反応→感情という順番で感情が生まれるとしていて、有名な研究では顔面フィードバック説があります。例えば、「笑う」という身体動作が幸せな感情を生むというものです。これは表情によって脳に入力された身体情報が体験的な記憶と統合されて幸せな感情を生み出しているという事で、笑顔という身体反応の次に感情が生まれることを示しています。無理やりでも、口角が上がると視床下部が刺激されて副交感神経が優位になりリラックスし、免疫力が上がることも分かっています。

感情は、脳が思考するから生まれるのか。それとも体が感情を生み出し、脳はそれを認知しているだけなのか。そんな題を、矛盾した2つの説は問うているのです。しかし現在では主流である、脳が体を支配しているという考えに末梢起源説は矛盾しており、中枢起源説の方が有力な定説となっています。たしかに、腸に当てはめてみれば、中枢起源説に納得できる事は多いでしょう。つまり、脳の命令で腸は動き、脳が生み出した感情に腸は支配されることです。誰もが経験したことがあるでしょう。人生の大事な場面、例えば受験や異性への告白、会社でのプレゼン、スポーツの試合などの場面。緊張することでドキドキ心拍数が上がり、『嫌だ』『怖い』『帰りたい』などの感情が生まれて、お腹が痛くなって急激な便意を催す。この時の感情は緊張場面に対して脳が認知して生み出したので、中枢起源説的です。脳（受験）↓感情（怖い）↓身体反応（腸活動）

では抑《よく》うつという感情はどうでしょうか。抑うつとは、思考的ストレスが限界を超えたとき精神が崩壊して正常な思考ができなくなり、やる気は出ずに理由もなく死にたくなります。これが抑うつ気分という感情です。これもまた思考的ストレスに対して脳が生み出した感情です。抑うつ感情も身体反応を引き起こします。例えばうつ病患者は便秘になりやすいです。頭痛や不眠も身体反応の一つでしょう。脳（思考的ストレス）↓感情（抑うつ気分）↓身体反応（便秘、不眠）の構図がここでも中枢起源説を肯定しています。しかし、1章で私は免疫低下がうつ病を起こすと述べました。その後、免疫の中枢は腸とも述べましたね。これでは、私の考えは中枢起源説と矛盾します。むしろ末梢起源説を肯定しているものです。なぜなら、腸内環境の悪化による身体反応（免疫低下）が、抑うつ感情を作ると言っているようなものだからです。それは、うつ病が便秘を起こすのではなく、便秘がうつ病を起こす事と同義なのです。読者もピンと来ないでしょう。しかし脳腸相関を理解すれば答えは見えてきます。

7章　心の9割は腸にある

脳が上で腸が下？

脳と内臓どちらが重要かと問われれば、ほとんどの人が脳を選ぶでしょう。それは脳が内臓や筋肉を支配していて、生《せい》を認知していると知っているからです。肝臓や肺を1部切除しても、腎臓が1つ無くても、心臓が部分的に人工物になったとしても生きていけますが、脳の場合そうはいきません。少なくとも、ヒトらしく生きる事はできないでしょう。脳が発達してきたヒトは高等動物であり、脳が小さい爬虫類などは下等動物です。実際に、思考や高度な運動機能に必要な脳領域は、進化的に新しく大脳新皮質と呼ばれます。図7-1　旧皮質や古皮質は、基本的な生存欲求や生命活動の維持を支配する領域であり、ヒト以外の動物にも存在します。他の動物と比べて、明らかに脳の造りが高度であるのがヒトなのです。そんなヒトが持つ脳は内臓や全ての器官の司令塔であると思われています。だから、脳が上で腸は下なのです。しかし、医学が進み器質《きしつ》性障害だけでなく機能性障害も解明されていく中で、腸は脳に支配されているだけではないことが分かってきました。

器質性障害とは目に見えて細胞に損傷や形状変化があり、検査で数値異常が発見される障害です。図7-2　当然、客観的にみて分かりやすいので研究も進み、多くの治療法が確立されてきました。細胞が変化して死んでしまうような、ガン、感染症、心筋梗塞、脳卒中、炎症障害などは器質性障害です。一方で機能性障害とは、検査結果は正常であるのに、なんらかの不調を生じ

図7-1

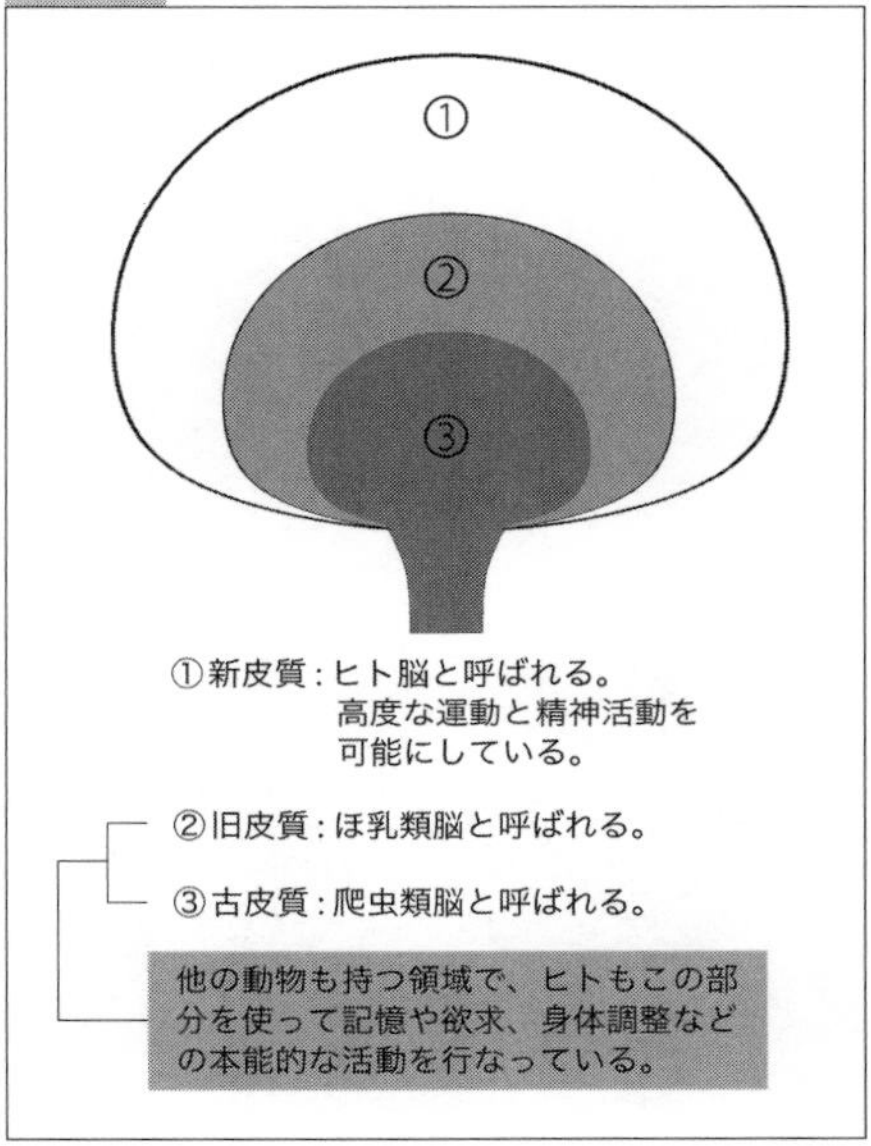
①
②
③
①新皮質：ヒト脳と呼ばれる。
高度な運動と精神活動を
可能にしている。
②旧皮質：ほ乳類脳と呼ばれる。
③古皮質：爬虫類脳と呼ばれる。
他の動物も持つ領域で、ヒトもこの部分を使って記憶や欲求、身体調整などの本能的な活動を行なっている。

る障害です。自覚症状はあるのに、客観的にみて異常は発見できないので第三者が病態を把握することが難しいのです。それゆえに、研究が進む以前は、機能性障害は心因性と診断されてしまうことがほとんどでした。要は、メンタルが原因であって内臓そのものに障害はないという考えです。患者側からすると自覚症状は絶対あるにも関わらず、気持ちの問題という色眼鏡で見られてしまうので二重に苦しむわけです。しかし、主観的な症状を医療の中に障害として定義付けることは簡単ではありません。まず客観的データを取ることが難しく、ほとんどが腹痛、だるい、やる気が起きない、等の主観的データになってしまいます。どうしても客観的に異常である明確な根拠を示せないのです。これでは各医療人それぞれの経験や考えの下に治療することになり、再現性が低い治療となるでしょう。広い地域で治療として確立される為には、根拠と再現性が必要です。どんな場所、どんな人に対しても病態を定義できて、それに対する治療法はある一定の効果があり、さらに治療はその理論を用いれば誰でも再現できる必要があります。これを行うことが難しいので、精神障害というまだ解明されていないこと

図7-2

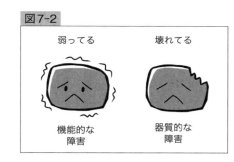

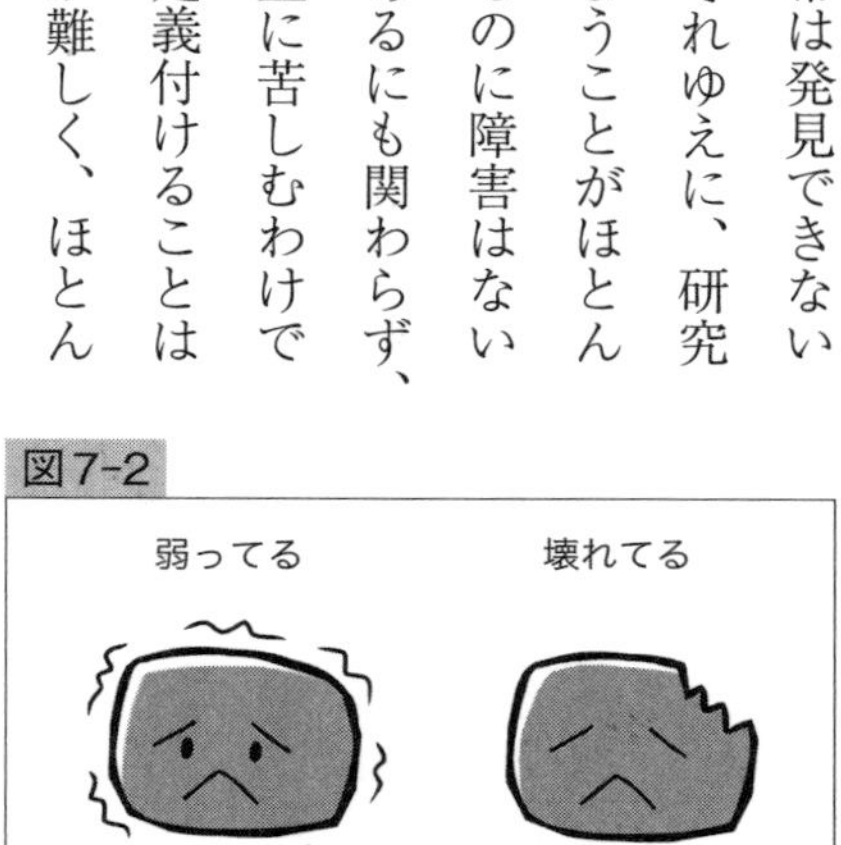

が多い領域、ある種のブラックボックスに機能性障害は詰め込まれがちでした。

　機能性障害は、自律神経が乱れる障害であることが多いようです。そのため主訴は頭痛や腹痛のように「痛み」等の不定愁訴《ふていしゅうそ》になってしまいます。検査結果に異常がなければ多くの医師は心因性つまり気のせい、もしくは様子を見ましょうと言います。様子を見るとは、器質的変化が出るまで病態が進行しないと分からないという意味です。例えば、自律神経失調症、認知症やうつ病、解離性障害、過敏性腸症候群などがそれにあたります。現在では認知症（アルツハイマー等）は神経変性が見られ、脳に不純物が沈着することが確認されていて、そのような器質変化が原因ではないかというのが定説になってきました。うつ病も脳内の神経伝達物質に異常があることが報告されており、抗うつ薬など多くの研究が進んでいます。原因不明の機能性障害に対する決定的な治療法は未だに完成していませんが、うつ病患者の脳ｐｈが低かったり、統合失調症患者の脳内は乳酸濃度が高かったりと、血液や細胞への物質的ストレスによって精神に異常が起きることは想像できるようになってきたのです。このように、生理学上の異常が見られる事から、物質的ストレスが原因の病気として扱われる機能性障害が増えてきました。しかし、そのような生理学的所見がまだ発見されていない機能性障害は、完全に心の問題とされています。例えば解離性障害。以前はヒステリーと呼ばれていたもので、神経学的異常は見られないのに、麻痺や視力低下などが起きてしまう精神障害です。これに対する有効な薬はありません。心理面でのケアが重視されているのは、脳の器質的な異常ではないと思われているからです。要するに、この疾患と結びつく物質的ストレスがまだ発見されていないのです。では心因性であればそのメカニズムはどのようなものなのかと、研究が進んでいる中で30年以上、機能性障害である過敏性腸症候群（ＩＢＳ）を研究する東北大学の福土審教授は、脳と腸との間に支配関係とは言い難いものを発見しました。

脳腸相関

〝日本では昔から「腹黒い」「腹が立つ」「腹の内を探る」「腸わたが煮えくり返る」「吐き気を催す」「虫唾が走る」「飲めない（話）」「喰えない（奴）」など、消化器の言葉を使っていろいろな感情・情動を表現している。[15]〟

［『内臓感覚　脳と腸の不思議な関係』より引用］

たしかに他にも「断腸の思い」「腹が座る」「太っ腹」など、どれも腸や腹は、心や性格の意味で使われています。先人はどうして腸をこの意味で使ったのでしょうか。不思議ですが、脳腸相関を知ることで、先人たちの体に対する理解が深いことが分かります。

腸を支配している自律神経は、よくアクセルとブレーキに例えられます。心臓は交感神経優位の状態で心拍数が上がりドキドキしますが（アクセル）、副交感神経優位で心臓の働きは落ち着きます（ブレーキ）。脳の自律機能とは、「調節」だと6章で述べたように、自律神経はその役目の一つです。反対に、消化器系は副交感神経優位で活発になり（アクセル）、交感神経優位で機能は落ち着く（ブレーキ）という循環器系と全く反対のアクセルとブレーキを持っています。これは前述した、肝臓と足で血の取り合いをしていると説明した事と同じで、反対のアクセルとブレーキを持つことで、消化器系と循環器系は血の取り合をしています。この血液供給システムは自律神経を通して、今コッチに多くの血が必要だなと体が自動で調節してくれるのです。例えばナイフで体を刺された時、血液は体外に流れ出して徐々に足りなくなります。そんな生命の緊急事態には交感神経が抹消の血管を収縮させて体内に血液を保とうとします。血圧を上げて心臓を早く動かして脳に血を送り、こんな状況でリラックスはできないので、感情も高ぶり興奮してきます。さらに緊急事態の際にご飯を食べる人はいないので、消化器系を動かす必要がありません。なので血液も供給する必要がなくなるので、交感神経優位時には消化器系は機能を抑制されるのです。こうやって自律神経を使い、必要な場所へ血液を送るようなシステムになっています。これは身体反応（出血）が原因で自律神経を介して感情が興奮した例ですが、先に感情が高ぶっても自律神経は交感神経優位になりそれに内臓機能は反応します。つまり、感情と身体反応は自律神経を橋渡しにして相互に影響し合っているのです。

内臓の大部分は、副交感神経系である迷走神経に支配されています。脳から出て迷ーうように多くの臓器に手を伸ばして走ーっている神経＝迷走神経。実は、腸へ分布している迷走神経の90％の繊維は求心性繊維で構成されているようなのです。どういう事かと言うと、神経は脳から内臓へ指令を出す遠心性繊維（下り）と、内臓感覚を脳に伝える求心性繊維（上り）の２種類の繊維が混ざり合って構成されています。内臓神経は全て求心性と遠心性が混合していて、脳と内臓の情報交換によって内臓機能のバランスが保たれているのです。心臓の例でいうと、交感神経優位になり心臓への血圧が高まると、心臓から脳へ圧力情報が上っていきます（求心性）。そして、その情報をもとにして、脳が交感神経の興奮を止めるかどうかの判断をします。血圧が上がり過ぎて血管が破れてしまえば元も子もないので、心臓からの求心性繊維が「これ以上血圧が高いとヤバいです」と脳に伝えてくれます。図7-3　そうして、心臓の過剰な働きは、脳からの指令で抑えられるのです（遠心性）。このように、求心性繊維と遠心性繊維で機能バランスを取っている内臓神経は、脳が正常に指令を送る為のものだと考えられていました。つまり、脳の為に、内臓神経があるという事です。しかし、腸感覚を脳に伝える求心性繊維が迷走神経の90％を占めているとなると、脳から腸へ指令を送る神経というよりは、もはや腸感覚を脳へ伝えることを本職とした神経ではないか、と思うのが自然でしょう。もし腸内環境が悪化したとしても、脳へ伝わった時の情報は自覚することができませんが、それでも求心性が主な仕事である迷走神経は、自覚できないだけで多くの情報を脳に送っているはずなのです。

図7-3

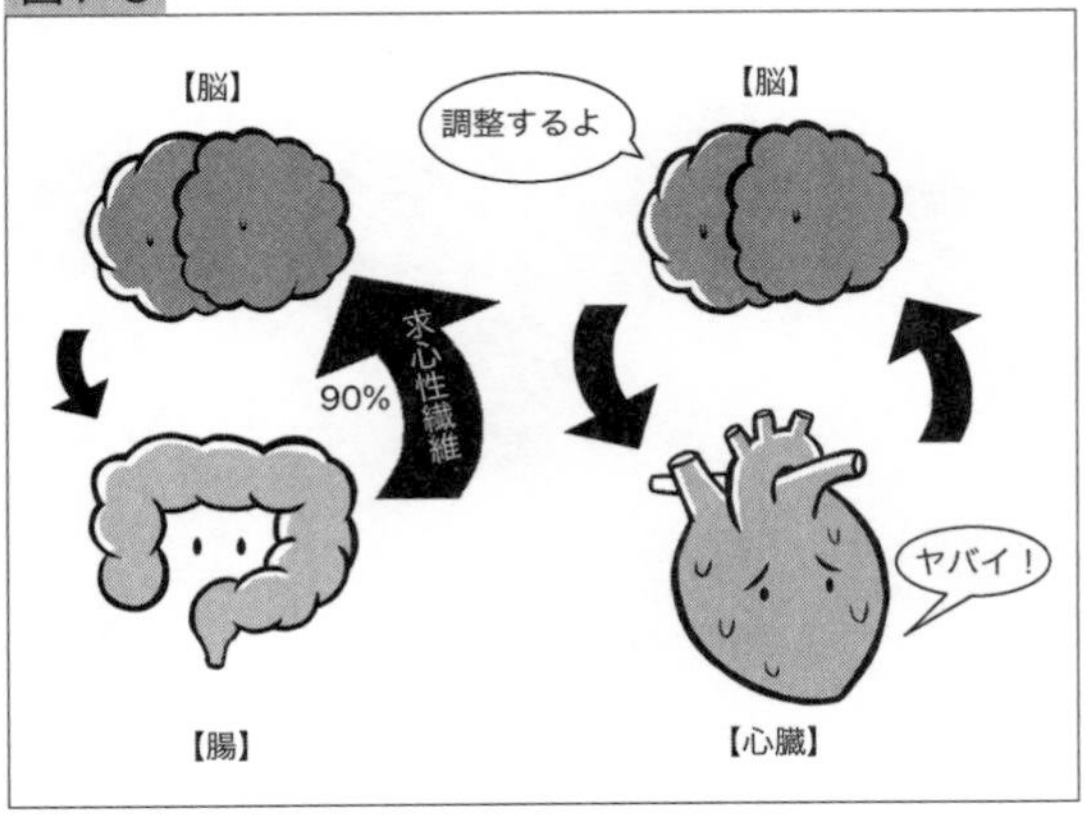

ファーストブレイン

福士教授は30年以上、過敏性腸症候群（ＩＢＳ）という機能性障害を研究してきました。ＩＢＳは、検査では腸に異常が見当たらないにも関わらず、急激な便意で下痢と便秘を繰り返してしまう病気です。その1日の排便回数は健常者より4倍も多いらしいのです。ＩＢＳは検査異常がないために、これまで気持ちの問題とされてきたと教授は言います。しかし、教授は画期的な実験により、ＩＢＳ患者の腸は実際に過敏状態であることを証明しました。気持ちの問題ではなく、腸の細胞自体が過敏状態だという事です。

《腸バロスタット法》[16]

まずＩＢＳ患者に暗算などの精神的ストレスを脳に与えます。すると患者の腸運動に変化が現れ、痛みを感じる患者もいました。これは従来、脳が腸に与える影響（遠心性の信号）を確かめる為に行われます。次に、腸内にバルーンを挿入して徐々に膨らましていきます。これは便やガスが腸壁に与える圧力を再現していて、バルーンで腸壁への圧力を高めながら脳の血液分布量を測定します。これにより、腸感覚は脳に刺激を伝えている（求心性の信号）事が確認できます。結果、健常者よりもＩＢＳ患者の腸は過敏に脳が反応することが証明されたのです。もしメンタルが原因であれば脳の活動量が大きく腸に影響するはずですが、実際は逆でした。脳からの支配以上に腸からの求心性情報が脳へ影響している事が分かったのです。このように脳と腸はお互いに感覚を共有し、影響し合っている事を確認できました。これを脳腸相関と呼びます。

腸には、脳と完全に独立して活動する細胞がいます。例えば、肝臓に対して胆汁を分泌しろと命令するのは脳ではなく、腸が独自に指令を出すのです。進化的にみると、腸が先に誕生して、そこから胃、肝臓などが派生したことから分かるように消化器系は独立したネットワークを持っています。そこに脳の指令は存在しません。他の臓器とも連携をとって活動する腸は内臓のリーダー的存在なのです。脳は神経細胞の集合体ですが、腸の神経系も複雑を極めます。腸に分布する神経系ネットワークは、その他の末梢神経系の神経細胞を合わせた数よりも多くあり、私たちが思っている以上に脳から離れた独自の調節機能を持っているようなのです。こうした神経系ネットワークが生み出す腸感覚が求心性繊維を介して脳へ直接影響を与えることは、脳の自律機能を働かせることになるでしょう。それは物質的ストレスを生み出すことであり思考にも影響します。よって、腸感覚が感情を作るという末梢起源説的な機能を説明する根拠となるのです。

神経学者のマイケル・ガーションは腸をセカンドブレインと呼んでいます。なぜなら生命体の進化の過程で、植物は太陽から光合成でエネルギーを作り出すことを選んだ一方で、動物は腸で他の生命を消化してエネルギーを奪うという方法で進化をしてきました。最初の動物は腔腸《こうちょう》動物（ヒドラ）であり、入り口（口）と腸と出口（肛門）しか持たない生物です。そこから腸の背側が膨らんで脳を作り出し、爬虫類や鳥類、ほ乳類と進化してきた、というのが今の定説であるからです。なので、腸から進化した動物の脳が腸の神経ネットワークと似ている事は当然であり、脳を持たない動物はいても、腸が無い動物はいないのです。[17]それをふまえて、福土教授は腸をファーストブレインと呼んでいます。

古来日本では「腹」を丹田とも呼びました。武道では丹田に気を落とす、などの教えもあります。私がこれを解釈すると、腹に気持ちを集中させると血液が集まり、腸感覚が脳に何らかの影響を与えるのではないでしょうか。それは脳、すなわち精神とも連絡していて、丹田に集中することは精神を集中させる事でもあったのではないかと思えるのです。胆力、魂胆、大胆、落胆、肝胆のように、精神を表す言葉に「胆」注）の字が使われるのはなぜでしょう。腸と脳が関係すると理解していた、とは思いませんが脳機能という概念が無かった先人にとって「心」は、腹に宿っている気がしたのかもしれません。

注）言語的には内臓全体の事を表す。

感情が無意識に生まれるワケ

6章にて、自律機能の反応が確認できることは脳内の物質的ストレスの存在を意味していると説明しました。バロスタット法によって腸内刺激が脳に伝わり、その感覚が過敏であるために便意が生じると証明されたことは、自律機能が反応しているとも言えます。なぜなら、便意は自律神経を使って生じるからです。脳腸相関によって腸感覚が脳に伝わり、脳の自律機能が反応して便意が生じる。つまりこの時、自律機能によって物質的ストレスが発生しているのです。**図7-4**

視床に伝わった腸感覚は、まず旧皮質に存在する大脳辺縁系へ向かいます。大脳辺縁系は記憶、体験、感情という機能を司っているので、それらの情報と腸感覚は統合されて、新皮質にて感情を認知します。さらに、もう一つの機能「調節」の為にその情報は視床下部に影響を与えます。視床下部は自律神経やホルモンの中枢です。つまり、腸感覚は脳が持つ情報と混ざり合って感情や気分を作り出している一方で、自律機能の反応も同時に起こしているのです。現在のうつ病に対する定説は、心理的な葛藤や苦痛によるストレスが原因だと考えられています。もちろんそうなのですが、私が考える説を一つ紹介しましょう。

もし腸内環境が乱れれば、その情報を受け取った旧皮質は自律神経やホルモンを使って調節しようとします。便を排出しようとするのです。腸は、ウイルスなど異物が侵入したりすると、それを排出しようとします。それが下痢です。その時、副交感神経を高めて腸運動を促進させます。要す

図7-4

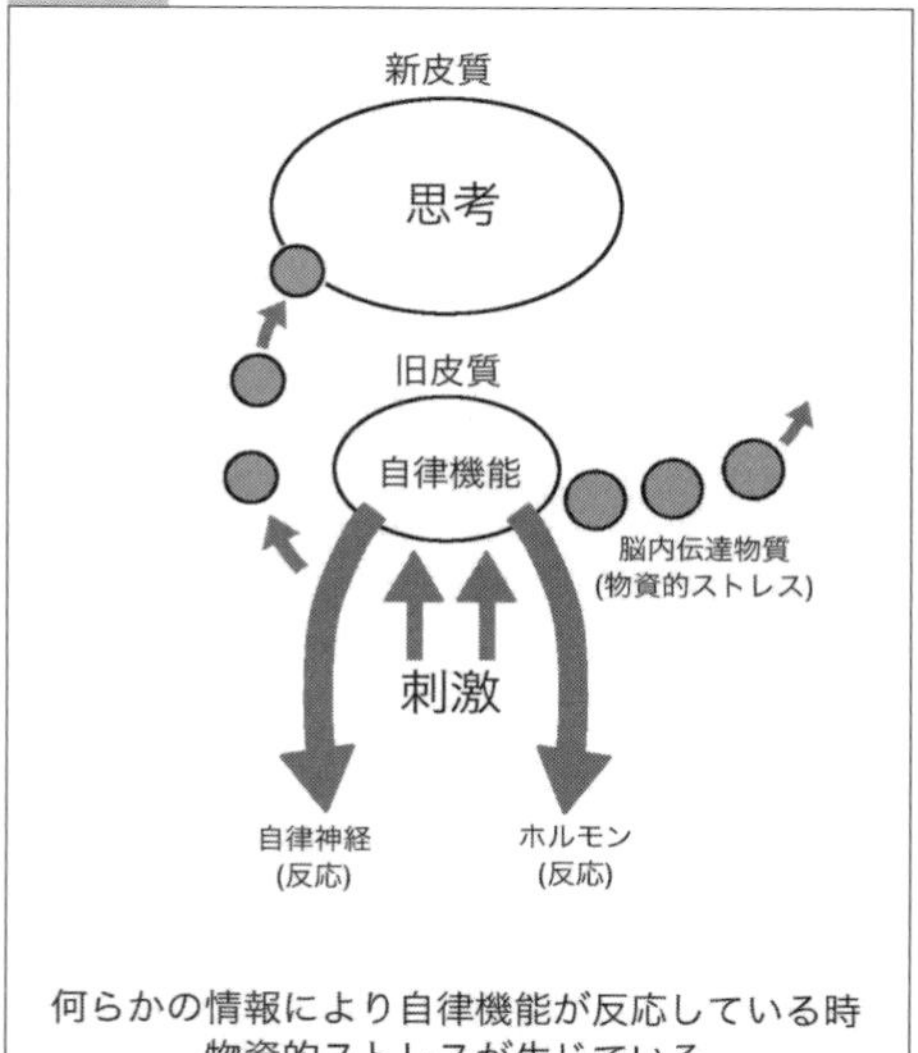

何らかの情報により自律機能が反応している時
物資的ストレスが生じている

るに、腸内環境の乱れは体にとって不要なものなので、ウイルスと同様に排出しようとするのです。その時、副交感神経を高める為にアセチルコリンが脳内に分泌されます。腸内環境悪化に対して、このような自律反応で対応する脳ですが、腸内環境の悪化が続いてしまうと、この反応も継続してしまいます。この時、自律機能の反応による物質的ストレスとはアセチルコリンの事です。腸内環境に対する反応が続き、脳内のアセチルコリンが多くなり過ぎると脳は覚醒できなくなるでしょう。よって、抑うつ的になるのです。しかし、副交感神経の排便効果が出るはずのうつ病患者に便秘が多いのはなぜでしょうか。それは、腸機能がそもそも弱っているからです。

図7-5

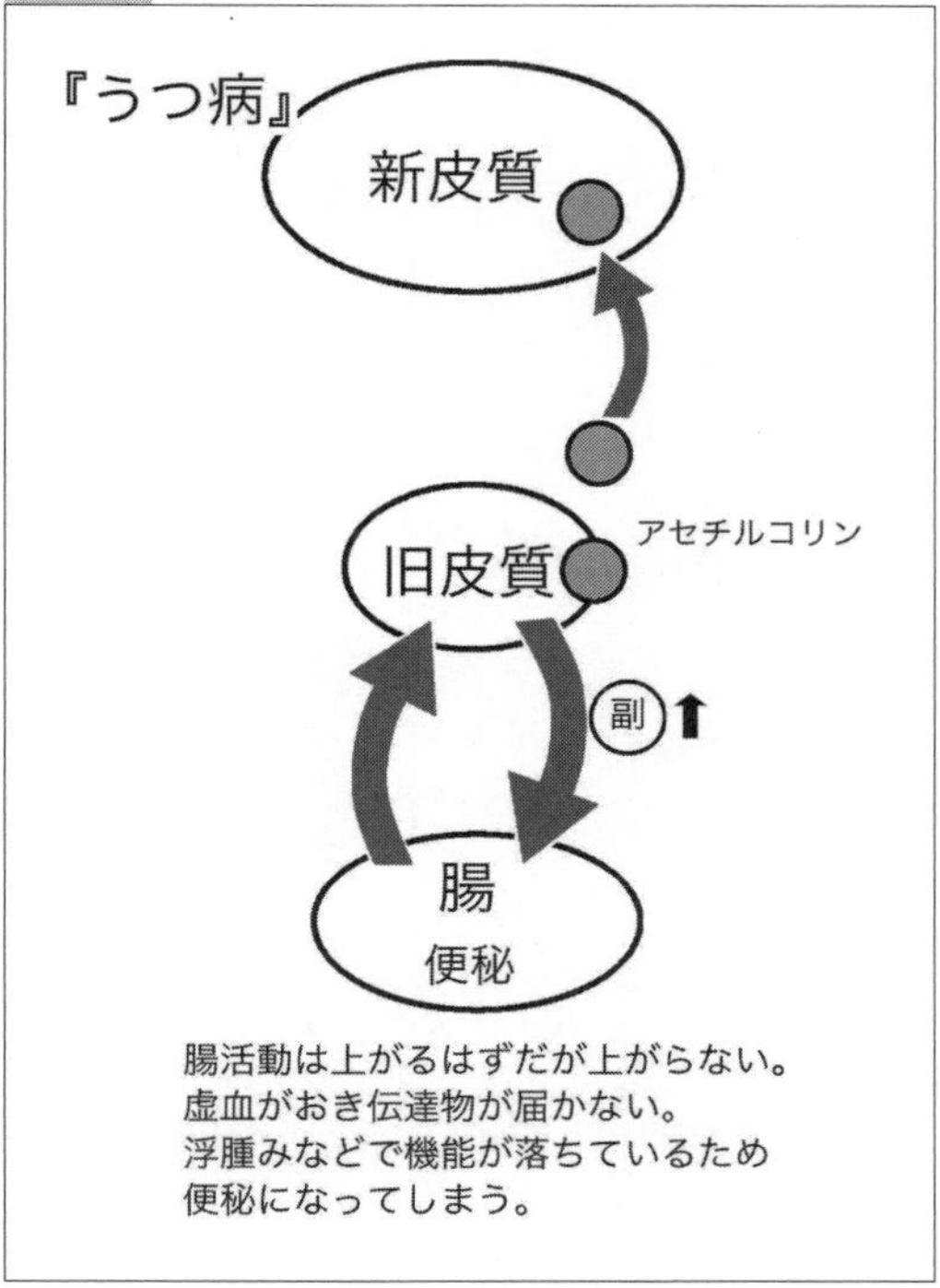
副
腸
便秘
腸活動は上がるはずだが上がらない。
虚血がおき伝達物が届かない。
浮腫みなどで機能が落ちているため
便秘になってしまう。

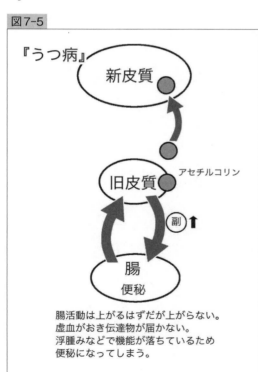

腸内環境が乱れている時点で、細胞で浮腫みや虚血が発生している事が予想できます。なので、排便を促進させる為のホルモンや神経伝達物質が適切に届かないと考えられます。それでも腸感覚は脳へ情報を上げ続けるので、自律機能も反応し続けて脳内の物質的ストレスが増えるのです。そして徐々に抑うつ的になっていくでしょう。図7-5　これは心理的苦痛ではなく、腸感覚が原因となり、思考的ストレスを生み出しています。この仮説が正しいという立場に立てば、脳機能は腸次第という事になります。脳が最も重要な臓器で、身体を支配しているイメージを持っていれば、腸が脳を支配するような考えは受け入れ難いでしょう。しかし、生物学的に見れば、脳で認知できない機能を身体が持っていることは自然なのです。なぜなら、意識の前に身体が反応することが重要だからです。

例えば、身体に危機が迫ると自律機能が反応して、それを意識に知らせてくれます。しかし、その情報を意識する前からすでに身体は危機に対して反応しているのです。情報を認知してから、理性で判断して指令を送っていては間に合いません。動物の世界はシビアであり、天敵を察知すると同時に体が動いて危機を回避しようとします。これは生存本能として当たり前の事です。この本能や身体反応が少ない動物ほど繁栄することは難しいでしょう。つまり、これまで繁栄してきたヒトであれば、その生存本能的な身体反応を強く持っていると考えるのが自然です。意識の前に身体が反応することは、生命の繁栄には必須の能力なのです。生存本能的な機能を司っているのは脳の中でも進化的に古い、古皮質や旧皮質です。ここに自律機能の中枢である視床下部や感情と記憶を管理する大脳辺縁系が存在します。ここの無意識活動が新皮質の意識活動より影響力があることは、ヒトの生存に味方してくれているのです。私たちは、普段意識できるものだけが全てであるように生活していますが、その意識は意識できないものに支配されているかもしれません。よって、意識しているモノは、腸感覚の影響を強く受けているとも言い換えられるのです。長く説明してきましたがまとめると、脳の状態は、腸の状態に影響されています。理由は、腸感覚に対して脳は調節を行うからで、腸の状態が改善しない限りその調節活動は続き、脳内で物質的ストレスと思考的ストレスを生み続けるからであります。

人の無意識活動は莫大な情報を処理しています。例えば、腕時計を見ている人に今何時ですかと問えば、すぐに答えられるでしょう。しかし、腕時計のデザインを教えて下さいと問うと、再び時計を確認しなければ答えられません。反対に、腕時計のデザインを気に入って、ニヤニヤ見つめている人に時間を聞いても答えられないでしょう。なぜなら、時計を見るという動作一つであっても、時間を見るのか、デザインを見るのかという目的がその他の情報を排除しているからです。これは無意識領域にある毛様体賦活系《もうようたいふかつ》のフィルタリングによる処理です。脳は見ているもの、聞いているもの、触れているもの全ての情報を認知することはできません。目で見る情報でも、腸からの情報でも、多くの情報をフィルタリングして必要な情報だけをさらに高次元の新皮質に送って認知させるのです。もしネガティブな気持ちになった時、それはフィルタリングされた情報の中でも認知することが必要な感情だという事です。そこで無理やりポジティブになろうとしても気休めにしかなりません。なぜなら、フィルタリング機能が第一優先に脳に認知させているほどの情報だからです。つまり、体は何かの感覚が異常であることに気づいてほしいのです。常に体を守る為に調節を続ける無意識領域の健全化は、現実社会を精神的に健康で生きる上で不可欠であります。腸感覚こそ無意識領域を作る材料の一つであり、腸覚として精神を形成するのです。うつ病だから便秘になるのか。便秘だからうつ病になるのか。脳腸相関を知ったあなたは、後者を否定することが難しいでしょう。

神経学の歴史

古代ギリシャ、ヒポクラテスが人の精神は大脳で作られると考えた後、プラトンは精神を「理性・知性」と「情動・欲」に分けました。この考えは、大脳の理性的な機能と、脳幹を自律的な機能とする現代の研究結果と照らしても、非常に的を射ていました。しかし、その後ガレノスが唱えた霊気説によって脳研究の発展は止まったのです。ガレノスは、脳には霊気が蓄えられていて、その気が筋肉を動かし感覚を起こすと考えていました。この考えはなんと１３００年の間、広く信じられることになります。19世紀に入り、解剖学が進んで脳機能の実験が多くされることで、やっと脳のどの部分が何の機能を司るか解明されてきたのです。１８８１年、ゴルツによって大脳新皮質を除去した動物でも長く生存でき、さらに情動《じょうどう》反応も起きることが証明されました。つまり、生命活動の根幹は新皮質以外にあることを示したのです。ちなみに、情動とは感情によって自律神経などの身体反応を伴い、行動に影響するものです。例えば、発汗するほどの緊張は、自律反応を伴う感情なので情動です。感情とは自分にしか分からない気持ちであり、新皮質で認知するモノの事なので学問的には情動という言葉を使った方が、自律機能を含むモノとして正確でしょう。１９２７年にホメオスタシスを提唱したキャノンは、視床に伝わった刺激が新皮質に入った後に情動が生じ、それが視床下部に伝わることで身体反応が起きるとしました。つまり、新皮質のような「知」の中枢は、下位にある「本能的行動」の中枢を支配していると主張したのです。（これが中枢起源説に繋がる）１９５２年、マクリーンは、パペッツの情動回路モデルを大脳辺縁系と名付け、新たな情動回路モデルを考えました。**図７-６**のように感覚は視床で中継されて、上と

図7-6

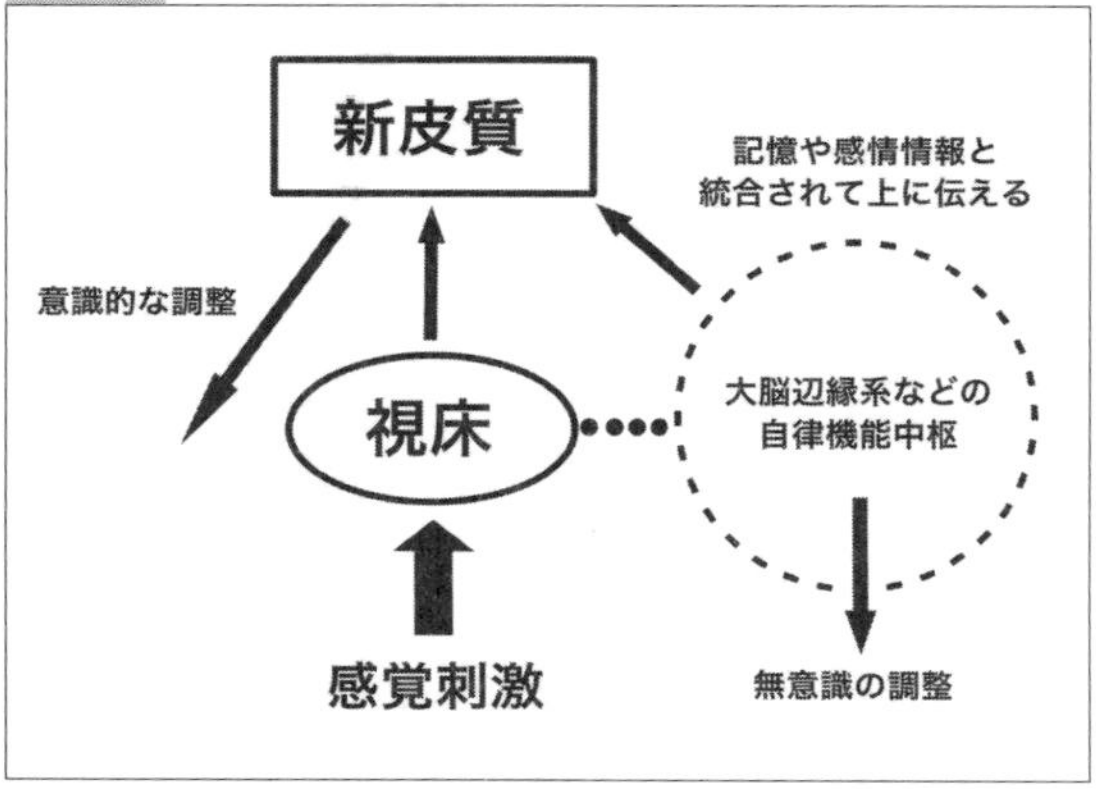

図7-7

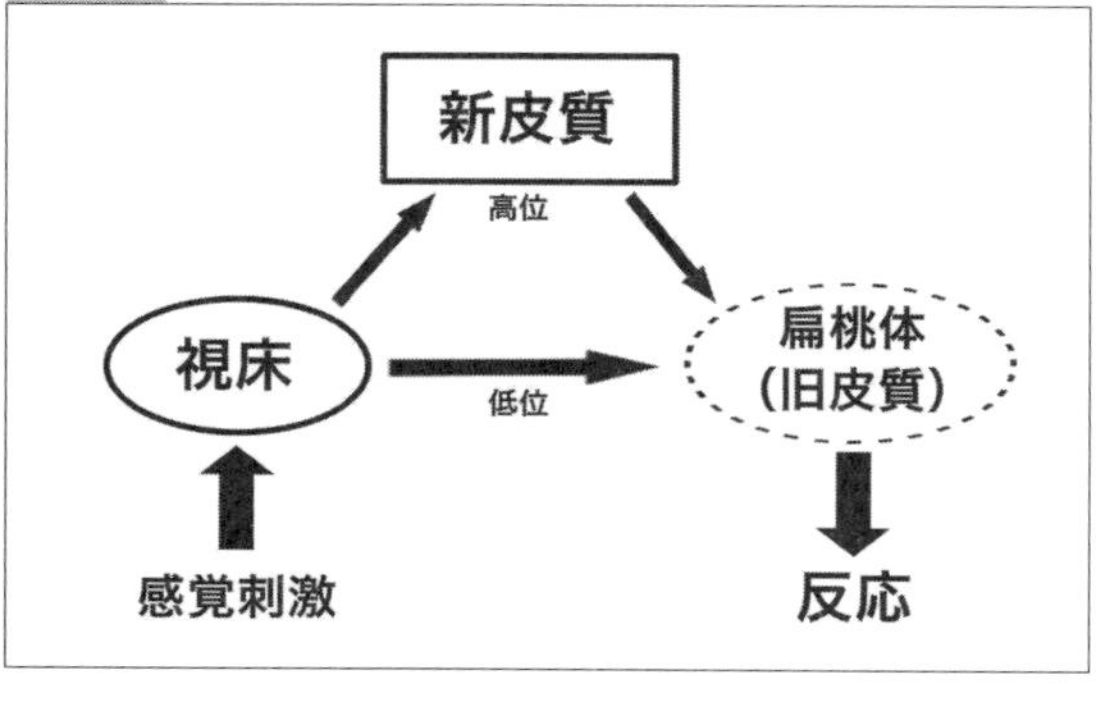

下に経路が分かれます。彼は、下の経路でもある大脳辺縁系（旧皮質）が感情と内臓機能に関連している事から、これを内臓脳とも呼びました。身体から伝わる感覚が無意識のうちに自律機能を動かしている事は、この章で前述した通りです。ちなみに脳を古皮質、旧皮質、新皮質と階層的に考えたのも彼です。さらにルドゥー曰く、感覚刺激に対する経路は2つあり、意識に上らない低位での早い情報経路があるからこそ危険に早く対応できるのだといいます。図7-7　これも【感情が無意識に生まれるワケ】で説明した通りです。協調性が大切な社会の中で、本能的欲求（低位）を理性（高位）でコントロールするのがヒトですが、その抑制コントロールが常に上手くいくとは限りません。それは元々、脳の回路では旧皮質（情動系）から新皮質（認知系）に上がる情報の方が、下に行く抑制情報よりも多いからです。図7-8

つまり、無意識部分の方が理性的な部分よりも行動への影響が強いのです。この事からも、無意識的な情報は身体機能を考えるにあたって無視できない事が分かります。や

図7-8

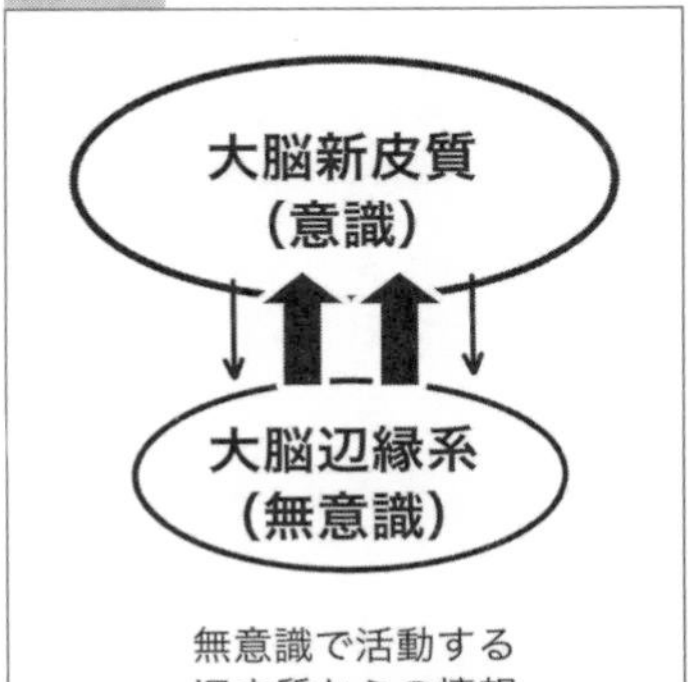
旧皮質からの情報
の方が圧倒的に多い

はり、感情は2つの経路から形成されているのでしょう。名づけるならば、身体由来の感情と思考由来の感情。身体由来の感情は、腸感覚などから由来する末梢起源説的なものであり、思考から由来する感情は中枢起源説的なのです。2000年にノーベル賞を受賞したカンデルはこう述べています。「ある意味で感情は、情動状態によって生成された生理的現象の表現として、われわれの脳が作り上げた報告書といえる。情動の大部分は、脳がポジティブあるいはネガティブな刺激を検出した際に誘発される、自動的で無意識な行動・認知反応であり、感情は情動反応の意識的知覚である」[18]要するに、無意識下で自律神経を介して循環する身体感覚と古・旧皮質の反応は、その良し悪しの報告として情報を新皮質に伝えているのです。私

図7-9

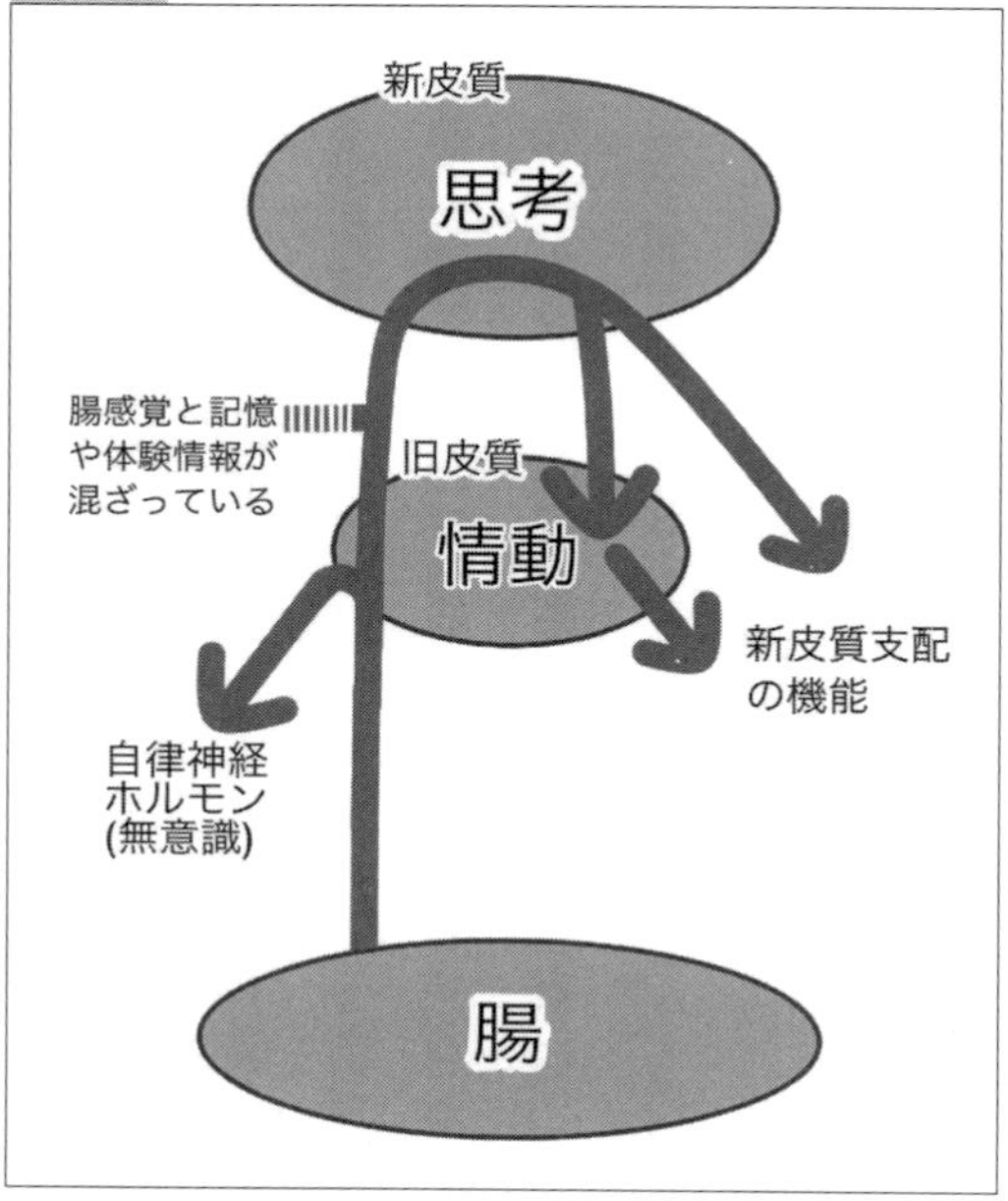

たちはそれを感情として認知しているだけであり、ほとんどそれは新皮質以下で作られる身体反応の結果という意味でしょう。くだけて言えば、身体から脳へ上る感覚が悪ければ、それを元に作られる感情は悪いものになるという事です。もしかすると腸のような身体感覚を由来とした感情を認知させることで、内臓状態のバロメーター機能になっている可能性があります。迷走神経の90％が求心性であることは、その役目を与えられているのかもしれません。図7-9

身体感覚があって次に脳なのです。脳は、無意識に調節した結果的な情報を認知しているだけです。決して、腸は脳に支配されているだけの器官として考えてはいけません。腸のストレスは脳のストレスだと知ることで、食べ物と食べ方は人格をも作ることが想像できます。1章で述べたように国民性の違いや特徴、住む環境や食べる物によって気質や性格が変わることの答えがここにある気がします。食べるものに気を遣うのは当然ですが、そもそも良い物を食べても腸内環境が乱れることはこれまで読んできて分かったと思います。繰り返しますが、何を食べるかの前にどのように食べるかであって、まずは咀嚼が基本です。咀嚼で食べ物をできるだけ小さくして唾液と混ぜて、胃腸の負担を軽くしましょう。生活習慣を意識で変えようとしても上手くいかないのは食事、睡眠、排便などの本能的習慣は意識して行うものではないからです。生活習慣はいつまでも本能的行動なのですから、変えようと思ったら行動するしかありません。どうしたら早く寝れるだろうではなくて、ただ寝るのです。どうやればたくさん噛めるようになるかではなくて、ただ噛むのです。「考える前に動く」のです。よって、たとえ精神障害であっても、思考（新皮質）でどうこうするより、まずは身体循環（古・旧皮質）を整えたら問題が解決するのではないかというのが私の考えであります。思考や認知以外の循環経路（腸感覚―古・旧皮質経路）を正常化しようとしているのですから、頭で考えても意味がありません。行動あるのみです。忘れないで頂きたいのは、あなたの力となるのは知識ではなく、行動なのです。

身土不二という言葉があります。人はその身が拠り所としている環境、すなわち大地とは切り離せない関係にあるという意味です。どんな物を食べているか。どんな食べ方をしているか。空気は綺麗なのか。リラックスできる空間はあるのか。このように様々な要素があなたの体を作ります。場所によっては食べるものは限られていますし、この先ますます食品改良技術は進んで食べ物は資本主義の商品として支配されていくでしょう。それでも食べ方までは支配できません。それはあなた次第なのです。

8章　理性社会の洗脳

免疫について多くを述べてきましたが、それは本当に精神にも関わるものなのでしょうか。それらの影響は具体的に脳内で何を起こしているのでしょうか。しかし、たとえ脳内での細胞活動を明らかにしたとしても、物質科学で観測できない精神を解明するには、生理学的な説明だけではあまりに不十分です。そこでこの章の前編では、これまで述べてきた物質的ストレスの具体的な脳内での活動を生理学的に紹介し、後編では思考的ストレスについて心理的な説明をしようと思います。

セロトニン

腸内環境が乱れるとなぜ精神に影響が出るのか。具体的な因果関係は本当にあるのでしょうか。それはセロトニンという脳内物質を通して見るとよく分かるのです。腸内環境が乱れると精神に影響を与える大きな理由が3つあります。

1つ目は、セロトニンを合成する為には腸内細菌が必要だからです。セロトニンは幸せホルモンと呼ばれるほど、精神の安定には必要な神経伝達物質です。脳内での分泌量が減るとイライラや疲労感がたまると言われています。そして、次第に抑うつ的になり、パニック障害や不安障害を引き起こします。そんな脳内で活躍するイメージが強いセロトニンですが、実は腸にも存在するのです。腸セロトニンは、腸管の蠕動《ぜんどう》運動を促進して排便を促します。そして、ここが重要。もし便秘になると体は排便を促す為に腸セロトニンを過剰に分泌しますが、その時、脳セロトニンは不足するのです。図8-1　理由は、どちらも合成に必要な材

図8-1

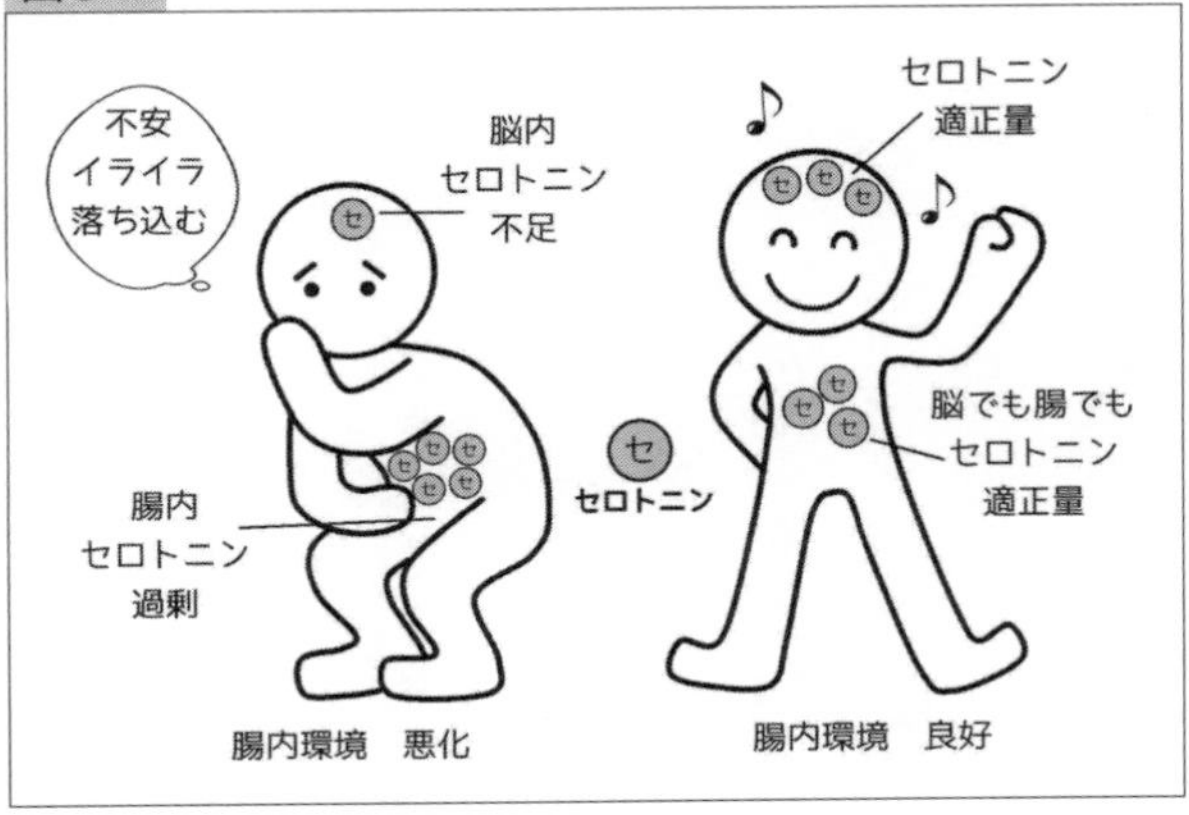

料は同じであり、その材料は腸内で用意されるからです。
まず、トリプトファンというアミノ酸から５ＨＴＰが作られます。そして５ＨＴＰからセロトニンに合成されるのですが、５ＨＴＰまでは全て腸で作られ、セロトニンの材料として脳に送られます。腸内で５ＨＴＰを合成するにはビタミンＢ６と葉酸と鉄が必要です。そのビタミンＢ６は腸内細菌が作り出している事が分かっています。図8-2
もし腸内環境が悪ければ、ビタミンＢ６の合成は減るでしょう。つまり、５ＨＴＰを合成できず、セロトニンの材料不足となってしまうわけです。こうなれば、腸セロトニン不足による便秘を起こし、それ以上に脳セロトニンが不足して不安障害の原因になってしまう事が予測できます。一部の腸内細菌は、日常的にビタミンＢ６を栄養としているので、セロトニンの材料を作るビタミンＢ６との競合が起きている事になります。腸内環境が悪くなれば、ビタミンＢ６合成に影響が出るのは間違いありません。ビタミンＢ６はそれらの理由で足りなくなり、セロトニンの材料不足となる可能性があるのです。よって、積極的に食べ物からビタミンを摂取することと、腸内細菌バランスを整えることがセロトニンの安定分泌につな

図8-2

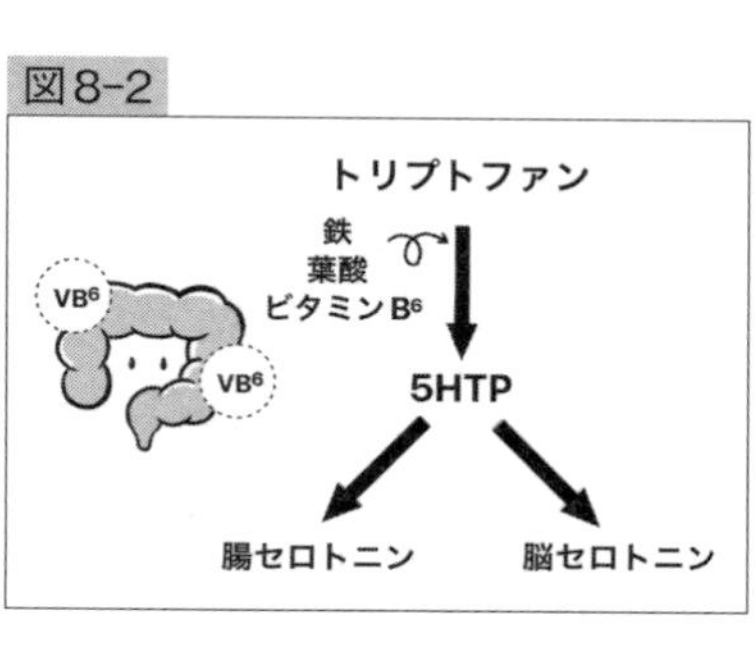

がります。ビタミンB6を使って生まれた5HTPがセロトニンに合成される際は、マグネシウムが必要です。鉄とマグネシウムは体内合成できないので、これらも積極的に食べ物から摂取しましょう。このように、腸は免疫と消化吸収だけでなく合成という働きも持っているのです。

もし便秘になってしまうと腸内は悪玉菌が優勢になるので、腸内細菌でのビタミン合成ができず5HTPも不足します。排便させる為に腸セロトニンが多く作られる一方で、脳セロトニンは不足してうつ病へ向かう可能性があります。うつ病患者に便秘が多いのはこのためではないかと考えられるのです。こんな実験があります。マウスを2匹用意し、1匹だけに抗生物質を投与して腸内細菌を除去しました。そうすると腸内細菌を除去されたマウス体内のビタミンB6とセロトニンが枯渇して、そのマウスはレム睡眠が増えて浅い睡眠になりました。[19] 本来、睡眠をとる時間に活動量が増え、逆に活動するべき時間に睡眠をとるようになって昼夜のメリハリがなくなったのです。これは人間にもよく見られる現象です。うつ病患者に不眠を抱えて昼夜逆転する人は多いですが、実は睡眠に必要なメラトニンというホルモンはセロトニンから作られます。セロトニンが枯渇すれば、眠れなくなるのは当然でしょう。そして、やはりセロトニン合成に重要なのは、腸内細菌だという事がこの実験で証明されたのです。

脳セロトニンが不足すると抑うつ的になりますが、だからといって腸セロトニンが脳に送られて不足を補うことはありません。脳と血管の間には血液脳関門というゲートがあり、分子が大きな物質の侵入を防いでいるからです。もし腸セロトニンが脳内に侵入可能であれば、量が多過ぎてセロトニン症候群になってしまいます。なので、腸セロトニンと脳セロトニンがお互いの不足分を補い合うことはありえません。よって、便秘になれば数少ない材料を使って腸セロトニンが増え、脳セロトニンが減るのです。これは7章で述べたうつ病を起こす仮説を根拠付ける事実でもあります。脳内物質のイメージが強いセロトニンですが、意外にも全身の90%は腸に存在しています。脳内で機能する物質は、最も重要なものとして私たちはイメージしますが、実際には脳機能に関係する物質が脳よりも腸に多く存在するのはなぜでしょうか。それは免疫系と神経系の重要度の違いにあります。体は神経系よりも免疫系の安定をまず求めるのです。つまり脳より腸が優先されます。なぜそう言えるのか説明しましょう。

脳より腸を守れ

腸内環境が精神に影響する２つ目の理由は、制御性T細胞が減るとセロトニンも減るからです。腸内環境が悪化して善玉菌が減ると、酪酸が合成できずに制御性T細胞が減ってしまうこと（サイトカインストーム）を5章で述べました。実はこの時、コントロールを失って暴走しているT細胞は、トリプトファンを細胞内に取り込みます。セロトニンの材料であるトリプトファンが暴走したT細胞に取り込まれ過ぎて、体内のセロトニンを枯渇させてしまうのです。**図8-3**

これを証明した実験があります。日本医療研究開発機構は、人工的に免疫の制御力を失ったマウス（免疫

図8-3

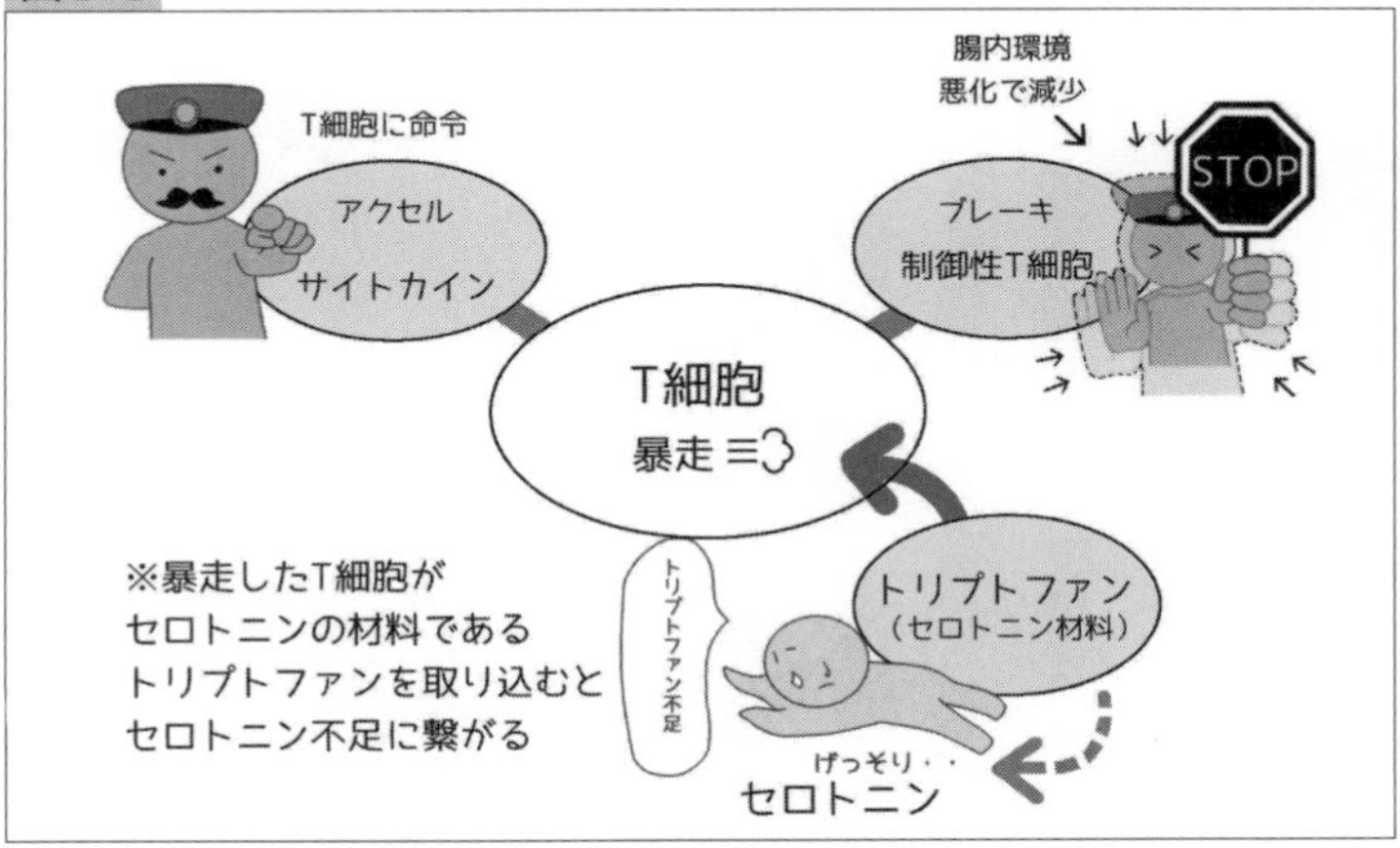
トリプトファンを取り込むと
セロトニン不足に繋がる
トリプトファン不足
（セロトニン材料）
げっそり・・
セロトニン

が暴走している状態）の体内ではトリプトファンが減り、同時にセロトニン量も減っている事を確認しました。[20]さらに、セロトニン不足のマウスは恐怖行動や不安行動が増えたといいます。免疫が活性化すると不安になることを示したこの実験は、制御性T細胞の減少という免疫のブレーキを失った体がセロトニンを減らして精神障害を引き起こすことを完全に証明しています。つまり、セロトニン量の安定も腸内環境次第であり、それは免疫力が土台なのです。これは免疫系の低下によって神経系が不安定になることを示す重要な事実です。くだけて言えば、腸の悪化は脳の悪化。この事から、免疫力の低下はうつ病など精神障害の原因になると私は考えています。神経系よりも免疫系が重要なのです。

アルツハイマー病も腸が原因⁉

３つ目の理由は、免役低下によるセロトニン不足は脳細胞を殺してしまうからです。話は脳内に移りますが、脳には特有の制御性T細胞がいます（以下、脳Tレグ）。まず、脳内のアストロサイトという神経細胞の活性化は、脳細胞を傷害して殺してしまう事を述べておきます。脳Tレグは、そんな脳細胞の死を誘導するアストロサイトの活性化を抑制して、細胞の修復に寄与している事が分かっています。

慶應義塾大学医学部の研究によると、脳梗塞後の損傷部位で脳Tレグが活性化しなければ、アストロサイトの過剰活性により脳細胞がどんどん死滅していく事が確認されました。[21] さらに、脳Tレグはセロトニンによって活性化するといいます。セロトニンがあれば、脳Tレグは活性化して、脳細胞の傷害を防ぐらしいのです。つまり、セロトニン量が少ない脳内は、アストロサイトによる細胞死を防げません。図8-4　この研究では、セロトニンが脳梗塞後の神経修復に役立つことが示唆されていますが、脳細胞の傷害に関するこの研究結果はアルツハイマー等、その他神経変性疾患にも関係すると思われます。

情報を整理しますと、まず腸内環境の悪化で免

図8-4

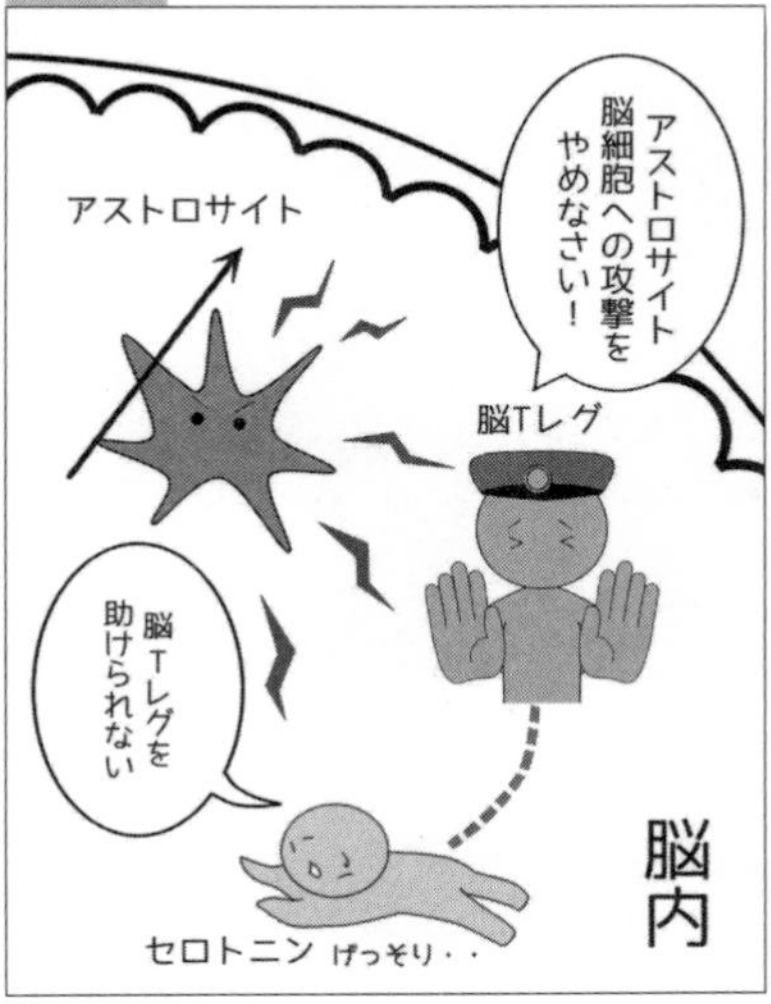
アストロサイト
脳細胞への攻撃を
やめなさい！
アストロサイト
脳Tレグ
脳Tレグを
助けられない
脳内
セロトニン　げっそり・・

疫系が低下して、酪酸が足りずに全身の制御性T細胞が減れば免疫暴走を起こします。そして、暴走したT細胞はトリプトファンを取り込んでセロトニンを減少させます。腸内環境が悪ければ、ビタミンB6などセロトニンの材料も減っているので、脳セロトニンはどんどん減っていくのです。この時点で、すでに免疫低下による自己免疫疾患が起きる可能性もあるでしょう。さらにセロトニン不足なので、精神症状も出るかもしれません。そのセロトニン不足は脳Tレグの不活性化を招き、アストロサイトによる脳細胞の死を防げないのです。さらに悪いことに、免疫低下時にアストロサイトは暴れます。ここまでくれば、アルツハイマー等の脳細胞の変性が起きてもおかしくありません。

なぜアストロサイトが脳細胞傷害を起こすのか一応説明します。必要な血液量がない状態が「虚血」でしたが、マウスの脳を人工的に虚血状態にした実験があります。当たり前ですが、虚血状態の脳は酸素と栄養が足りません。その実験によると、虚血状態では脳細胞に蓄えられているグリコーゲンが分解されてしまい、副産物として出てくる乳酸が脳内に蓄積するようなのです。[22]虚血が乳酸の蓄積を起こして、酸性化したマウスの脳ではアストロサイトが反応してグルタミン酸を過剰に放出します。そのグルタミン酸が脳細胞を傷害して、脳細胞死が起きてしまうというのです。つまり、自律神経の乱れや免疫系の低下によって血管が収縮して脳細胞が虚血を起こすと乳酸が溜まります。そして、徐々に脳が酸性に傾き、アストロサイトからのグルタミン酸放出がエスカレートしていきます。結果、脳細胞が死んでしまうのです。そもそも虚血が起きている時点で免疫系が低く、セロトニンが不足している事は確実なので、活性化できない脳Tレグがアストロサイトを抑える役目を負えないことは想像できます。これが、アストロサイトが脳細胞死を誘導するメカニズムです。4章で述べたように、統合失調症患者の脳内乳酸濃度は高いです。乳酸濃度が高いとは酸性に傾くという事なので、統合失調症は乳酸によって脳が酸性化することで、脳細胞が傷害されているのかもしれません。そのきっかけは、セロトニン不足である可能性は高いでしょう。

さらに、アルツハイマーについてこの論説をより根拠付けてくれる研究があります。アルツハイマー患者の脳にはアミロイドβというタンパク質が沈着している事は有名な話です。東京大学の研究チームは、アストロサイトのグルタミン酸放出シグナルを抑制すると、アミロイドβを分解してくれる酵素（ＫＬＫ７）が増えることを確認しています。[23] つまりこうです。免疫系の低下で起きたアストロサイトのグルタミン酸放出は、脳細胞を殺すだけでなく、アルツハイマーの原因とされるアミロイドβを分解してくれる酵素も減らしてしまっているのです。逆を言えば、免疫系を高めればセロトニンが増えて脳Tレグは活性化するので、グルタミン酸放出は抑えることができます。これは脳細胞死を防ぐだけでなく、ＫＬＫ７を増やしてアミロイドβも分解してくれるのです。つまり、免疫力を高めることがアルツハイマー予防になる可能性があります。

もはや、免疫系（腸）と神経系（脳）のつながりを否定することはできません。むしろ神経系は免疫系に依存・支配されていると言っても過言ではなく、脳の安定は腸環境の上に成り立っているのです。もし、セロトニンの材料が残っていたとしても免疫細胞とセロトニンのほとんどが腸に存在することから、神経系（脳）よりも免疫系（腸）に優先されて使われるでしょう。つまり腸セロトニンは優先的に合成され、脳セロトニンは後回しという事です。なぜなら、免疫系の低下は結局、神経系の低下を招くからです。だから、体が神経系を安定させる前に、まず免疫系の回復を優先させることは順当なのであります。以上３つの腸が精神に大きく影響を与えている理由から、６章でも述べたように精神障害であってもまず腸内環境を整えることが重要なのです。４章で唾液中に含まれるＥＧＦ量が統合失調症患者の脳内では少ないと述べましたが、単に唾液の成分不足によって脳に悪影響を与える以外にも、咀嚼不足は腸内を悪化させて巡り巡って脳細胞に影響を及ぼします。

本当の免役の姿とは、各機能が健康に向けて動き出す意志の集まりが成す秩序のようなものであり、全機能の不本意な悪循環の中に病が存在することを感じなければいけないのです。

心理学からみる精神障害

精神は、なぜおかしくなるのか。それに答えられる人はいるでしょうか。おそらくほとんどの読者は精神障害とは脳の病気だと答えるかもしれません。脳とは物質的な意味の言葉で、私たちが脳みそと言って想像できるアレの事ですが、精神とは脳のどの部分を指すのでしょうか。精神には、大脳のココというような定義はありません。6章で、感情とは無意識の活動を意識化して認知している報告書、または無意識活動のバロメーターであるように述べました。そこからも分かるように、精神とは体が持つシステムのようなもので、物質的なものではなく概念的な言葉です。要は「心」の事ですが、その異常は生理学的説明だけで本当に解明できるでしょうか。ホルモンや自律神経の調節が狂って精神が不安定になると言っても良いですが、その生理物質は脳のどこを狂わして精神を異常にしているのか誰も知りません。なぜなら精神が存在する箇所を物質的に指すことができないからです。うつ病患者の脳内ではセロトニンが少ないだとか、酸性脳は脳細胞の正常活動を阻害するだとかは、科学的事象で精神を語ろうと試みているに過ぎません。ただ、物質科学を信仰する私たちにとって精神とは、脳細胞が情報を交換、記憶、統合、認知、思考、決定などを繰り返して形成されるもの、と説明できるでしょう。要は、脳細胞に異常があれば精神も異常になると考えるわけです。なので、腸の状態が脳に影響することは神経を通して生理学的に説明できたかもしれません。しかし、同じ脳内物質を介しても思考内容や細かい感情ニュアンスは人それぞれなので、その脳が生み出す思考や感情は物質的な研究だけでは説明できないと思うわけです。思考や感情は脳内物質を介していますが、ではどうして脳内物質がそのように思考させるのかと問われれば、それは精神的な要因と答えるしかありません。要するに、精神障害を解明するにあたって物質科学だけでは不十分だという立場に立てば、もっと哲学的で概念的な研究が必要だと考えられるのです。哲学的とは、「どうしてそうなるのか」を考える事。人はなぜそんな風に思うのか、と抽象的な研究でしか精神という目に見えない領域の解明は難しいと私は思っています。そこで、現在の生理学的な情報もなく、ホルモンという概念がなかった時代に、精神の機能と構造を心理学的、哲学的な研究から提唱した人を紹介しましょう。

フロイト

三大心理学者といえば、フロイト、ユング、アドラーの3人です。その1人ジークムント・フロイトは、人の心理を解き明かした人物としてのイメージが強いですが、そもそもは神経症患者の治療の為に研究していた医師でした。当時は、精神障害という概念が無く、目に見えない心の傷やストレスが身体に障害を与えるとは考えられていませんでした。必ずどこかで脳が傷害されていて、神経細胞に器質的な異常が無いとヒステリーのような症状は説明がつかないという考えが主流でした。なので、今でいう精神障害は「神経症」と呼ばれたのです。心についての学問は、長い歴史において宗教哲学がその代わりをしていたので、科学としての心理学はまだ歴史が浅いです。少し時代を遡れば、神経症の患者は悪魔に取りつかれたというレッテルを貼られて監獄送りにされ、もっと古い時代では処刑されることは日常的に起きていました。精神病の概念がないその時代で、原因不明の気が狂ったようなその様《さま》は、悪魔と結び付けて考えられていました。そのためエクソシストが活躍し、悪魔に取りつかれた人々は、人間として扱われるような社会背景ではなかったのです。そのような時代から時を経て、多くの精神科医、神経学者のおかげで、人とは呼べぬようなその状態は「病気」として確立されていきました。しかしフロイトの時代でさえ多くの精神障害は原因不明でしたし、まだまだ歴史が浅い精神分野で偏見が多くあった時代に、フロイトは「脳に器質的障害はなく、問題は心である。心の構造を解明しない限り神経症は治らない」と考えたのであります。

精神分析には物質的な根拠がありません。心は体のように触れてみることができないからです。なので、これを科学的でないという人もいます。しかし、実際に臨床では神経症が改善し、現在でも多くの理論が現場で使われています。フロイトの精神分析は医学ではなく心理学だとする風潮が現代では強いですが、精神の異常を物質的異常だけに求める物質科学では解き明かせないような考察や理論を残しました。これからフロイトの理論を述べますが、フロイト著の引用や実際にフロイトが残した用語は使いません。それは一般読者に伝わるニュアンスで解説したいからであって、フロイトの考えを曲げて伝えているわけではない事をご了承下さい。フロイトの理論を私の解釈と混ぜながら解説していくので、フロイト学問を詳しく知りたい方の参考にはならないかもしれません。しかし、精神的ストレスで免疫力が落ちることは確かであり、自殺が先進国の中で最も多い国に住む皆さんには、もっと身近である心理学的な考えを知ってほしいのです。

理性は表面上の心

そもそも、人はどのように精神障害に至るのか。フロイトはこう言及しています。《ヒステリー患者には道徳的潔癖《けっぺき》さ、嫌悪《けんお》、羞恥《しゅうち》などによる性欲に対する抑圧がみられる。しかし根底には過大な性的欲求があり、誇張された性的拒否との衝突が存在している。その衝突の逃げ道として、疾患というものが形作られるのだ。》つまり、道徳的潔癖さ（人は道徳的に、性に対して寛容であってはならないという思い込み）、嫌悪（性的行為は汚らわしいという固定概念）、羞恥（そもそも性を表現することが恥ずかしい）という理性的な考えによって、性欲を抑圧してるという事でしょう。無意識領域で発生する欲が誇張された理性によって抑圧されると、その欲vs理性の衝突が起きて精神・身体《しんたい》症状が出るというのです。

理性による抑圧とはイメージしづらいかもしれません。人間の理性とはどういうものか説明しましょう。人は生まれてすぐに理性的であることはありません。意識的に思考することもありません。それは、思考するだけの経験的な情報材料が無いからです。理性的であるための判断材料は、生活をするにつれて経験する情報から蓄えられます。図8-5のように子供はおよそ理性的ではなく、色んな経験からできるモノとできないモノを区別して徐々に学んでいくのです。子供の頃は理性による抑圧が小さいので、本能的欲求を言動にすることで外部に向けて表現できます。しかし、大人になるにつれて理性が大きくなり、本能的欲求は感じなくなるでしょう。理性の排他的思考により、本能的欲求は表現されなくなるのです。理性による抑圧は、集団で円滑に生活する為には必要な機能です。しかし、誇張された理性は欲求と衝突を起こし、疾患を作るとフロイトは言っています。本質的に、理性とは社会に押し付けられた価値観です。こうした方が良い、こうしなければならない、

図8-5

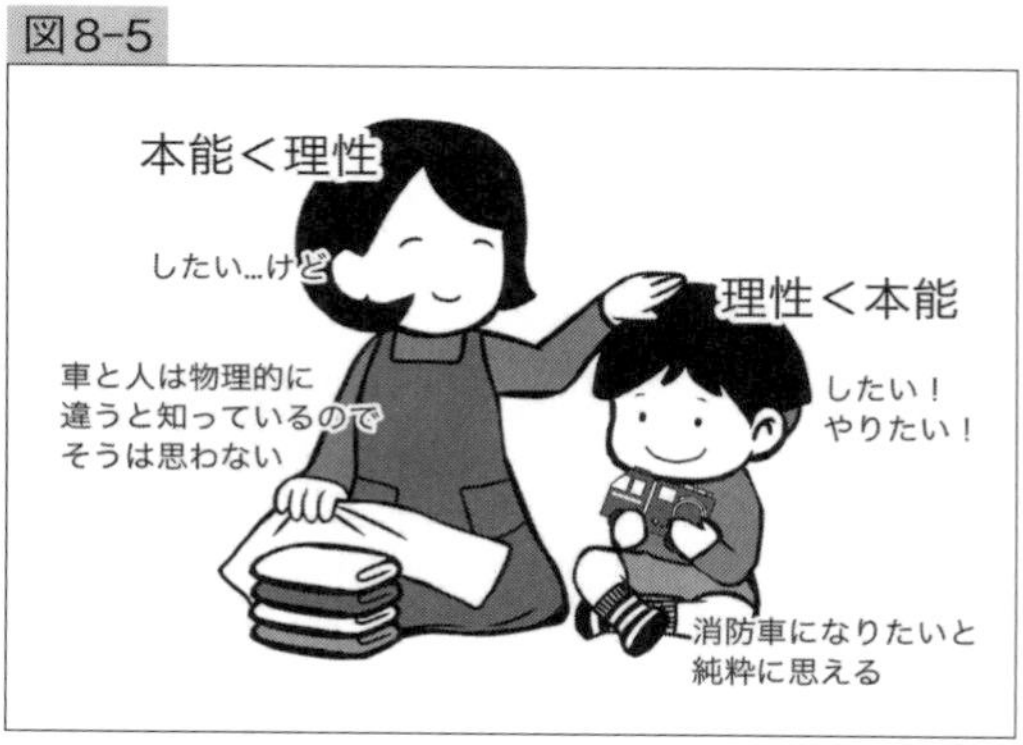
本能＜理性
したい…けど
車と人は物理的に
違うと知っているので
そうは思わない
理性＜本能
したい！
やりたい！
消防車になりたいと
純粋に思える

こうでありなさい、という社会によってその人に与えられた教育そのものが理性です。この理性は常に、無意識領域の本能的な力を抑えつけて対立します。例えば、食べたいという本能的な力（食欲）は多くの理性によって抑えつけられます。食欲だけに支配されてしまうと現実では食べられな

いからです。原始の人類は、食べる為に罠をしかけ、集団で狩りをしました。この知性は、理性によって獲得されます。食欲を理性で抑えるから、獲物を目の前にしても静かに近づいて狩ることができるのです。図8-6　これは原始的な理性と欲の対立ですが、結果として理性のおかげで食欲が満たされることになります。理性は、ヒトが人たる所以でもありますが、文明が築く価値観は時に誇張され過ぎるのです。伝統・宗教・規律・風潮のような概念は協調性の為に存在し、個人を無視した社会観を生み出します。そのような社会概念が行き過ぎた理性を生み出して、無駄に自分の心を抑えつけるのです。

図8-6

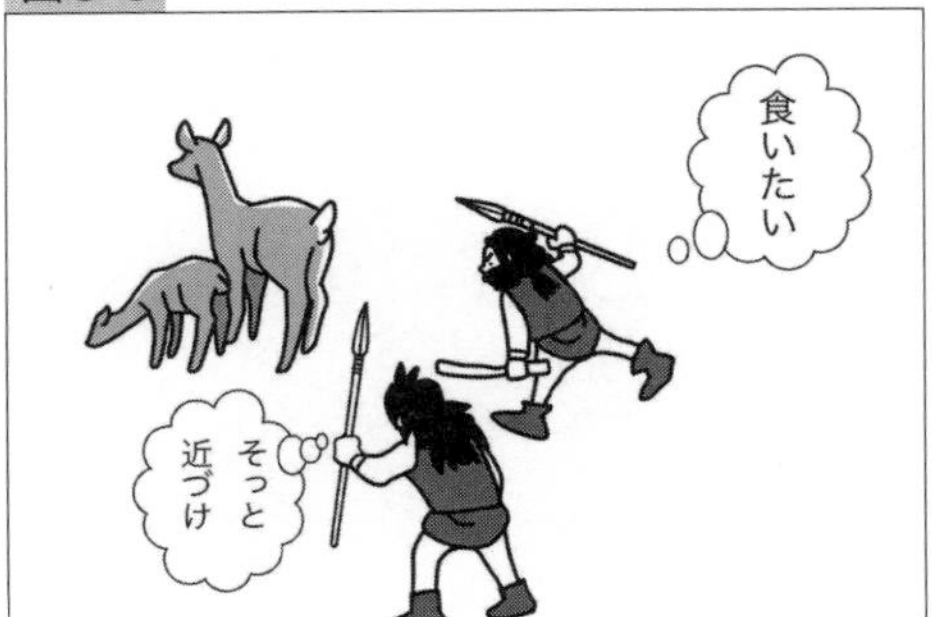

本当の自分は隠れている

フロイトが言う性欲とは、セクシャリティを意味するだけでなく、あらゆる行動をハンドリングするエネルギーを表します。彼は、人間の性行為は他の動物とは異なることに疑問を持ちました。それは性的と性器的の2種類の性行為があるからです。例えば、見せたい、見たい、触りたいという性欲は繁殖行為とは関係ありません。人間以外の動物で肛門や口を用いて性行為をするものがいるでしょうか。このような行為はそれぞれの性的嗜好によって異なります。つまり、これは性器的行為ではなく、性的行為なのです。という事は、そのような欲は本来ヒトが本能的に持ち合わせているものではなく、後天的に獲得するものであることを意味しています。この事から、性的好奇心は人間しか持たないものであり、人間特有の性欲は動物的ではない精神に関する役割があるに違いなく、人は幼少期からあらゆる性欲（エネルギー）が生み出す行動を通して精神を育むと彼は考えていました。そして、幼少期の性欲行動の滞りが大人になった時、誇張された理性と衝突するのだという見解に達したのです。しかし、フロイトのこの理論に関しては極端であり、弟子であるユングやその他学者の意見と大きな違いがあるので、本書ではそれを「無意識の力（エネルギー）」と簡単に捉えることにします。

フロイトは、理性に抑えつけられながら無意識に存在する力はトラウマのような嫌なものとして封印されていると考えました。そして、無意識から感情や記憶を意識に引っ張り出した時（思い出した時）、ヒステリー患者の症状が改善することを発見しました。そうして、フロイトは過去のトラウマ的な記憶や過大な欲求を理性が抑えつけることが、病気を作るという見解にたどり着いたのです。しかし、その考えは身体的な原因（脳損傷）でしか体の状態に影響を与えないとする当時の主流学者と対立しました。目に見えない心の傷が病気を生み出すことを理解するには、当時では馴染みのない「無意識」という概念を受け入れなければなりませんでしたが、それは難しいことだったのです。フロイト曰く、幼少期のトラウマ的記憶が脳の防衛反応によって一時的に忘れ去られるが完全に消えたわけではなく、ただ無意識領域の中に封印されるだけであり、この記憶は成人後も行動を動機づける無意識の力として残り、理性と対立してヒステリー症状に転換されるのだといいます。無意識の力というのは、トラウマや嫌な記憶が作り出す「欲」の事です。その無意識の力が理性と対立し、衝突してしまうと精神障害を生むというわけです。

私は、行動を動機づける『無意識の力』を信じています。身体感覚が生み出す脳の状態というわけではなく、もっと心理的な力です。例えば、「目標」も行動を動機づける無意識の力でしょう。プロ野球選手を目標として生活している少年がある日、政治家になっているとは思えません。プロ野球選手になる為の行動は、政治家になる為の行動とは別だからです。心のベクトル（心から望むこと）は、目標に向かって行動のベクトル（現実に行動する方向）を誘導します。意識的に努力すること以上に、無意識に日々、野球について考えることが努力の質を上げるのです。図8-7

同じ行動をしたとしても、意識しないと努力できない人と、無意識に努力できる人の成長スピードは違います。なぜなら、後者は心のベクトルという無意識の力が、行動のベクトルと同じ方向を向いていて一致しているからです。行動のベクトルが心のベクトルと違っている事に気づかずに、無理に意識で行動

図8-7

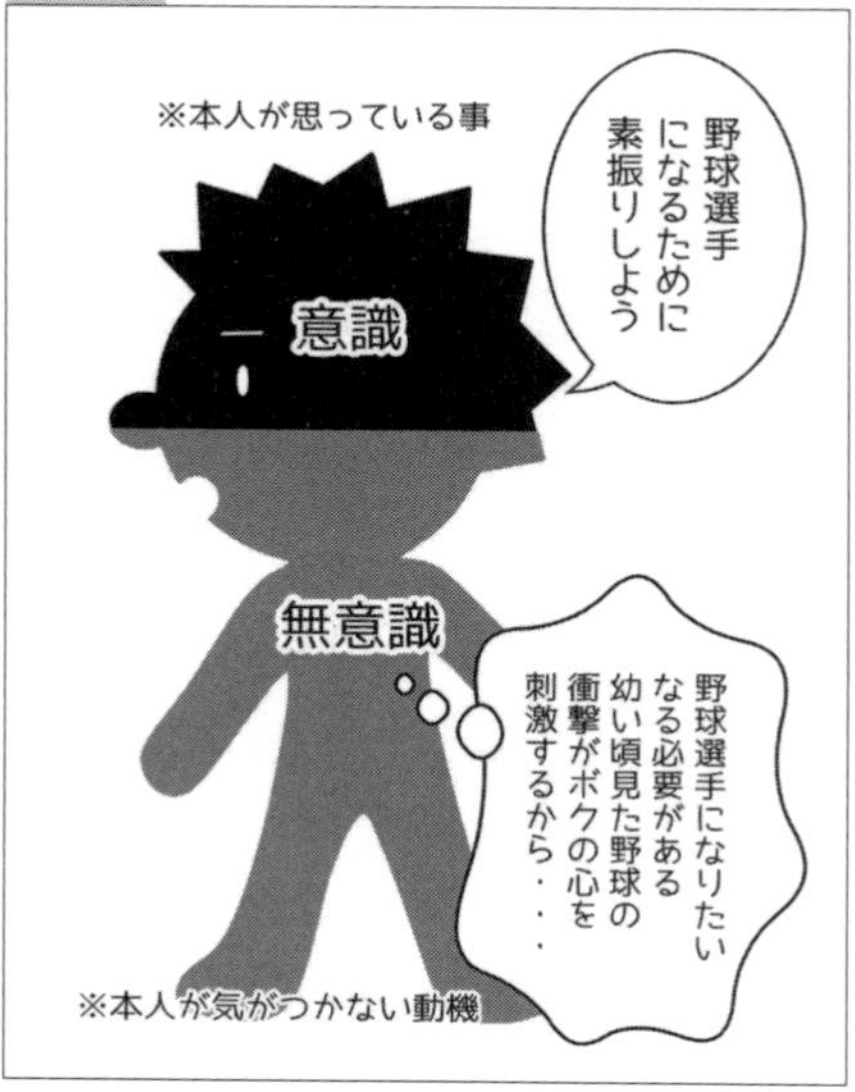
※本人が思っている事
野球選手になるために素振りしよう
意識
無意識
野球選手になりたいなる必要がある幼い頃見た野球の衝撃がボクの心を刺激するから・・・
※本人が気がつかない動機

しても必ず心がベクトル修正を行います。分かりやすく言うと、本当はプロ野球選手ではなく、勉強して大学に行きたいと無意識では思っている人が、その気持ちに気づかずに必死に野球の練習をしても、どこかで心が折れたりケガをしたり病気になり、野球をするという行動を止められてしまうのです。これは心のベクトルと行動のベクトルが同じではなかったがゆえに、心が逆をいく現実行動にストップをかけるのです。野球をやめ、いざ勉強し始めると楽しいことに気が付き、意識せずとも努力はできて成長スピードもかなり速く、過度な努力をしたとしても体を壊すことはほとんどないでしょう。これは心がベクトル修正によって行動を止める必要が無くなるからです。心の許可を得た現実行動はスムーズに事を運びます。目標とは、無意識的に行動を意識させる動機なのです。これが、行動を動機づける無意識の力であり、意識の原動力であります。怪しいと思われるかもしれませんが、私は人が持つ機能の話をしていて、決してオカルト的なエネルギーについて説明しているわけではありません。

行動が心のベクトルと一致しないことは多々あります。なぜなら、理性が社会的概念に代わって本当の欲求を抑えてしまうからです。結果として意識できる感情とは、現実を作り出す妥協した考えになります。例えば、本当は大学で野球を続けたい人の心では、そろそろ就職を考えて大学で勉学に励んでほしいという親の願いや周りからの同調圧力が理性として働き、野球をしたいという欲が抑えつけられます。しかし、心のベクトルの方が強いので単純に野球を辞めるという結果にはなりません。この場合、大学に行って野球を続けるという結果になるでしょう。野球ができるという環境で心を守りながらも、勉強するという理性的な判断が織り交ざった妥協案が現実となるのです。

図8-8　こうして、自分の無意識の考えや感情は、社会と適応できるように日々理性とすり合わせをしています。これは無意識の活動なので本人は気づけないことが難点ですが、心のベクトル修正はケガや病として体に現れるので、それに向き合うことが重要なのです。

図8-8

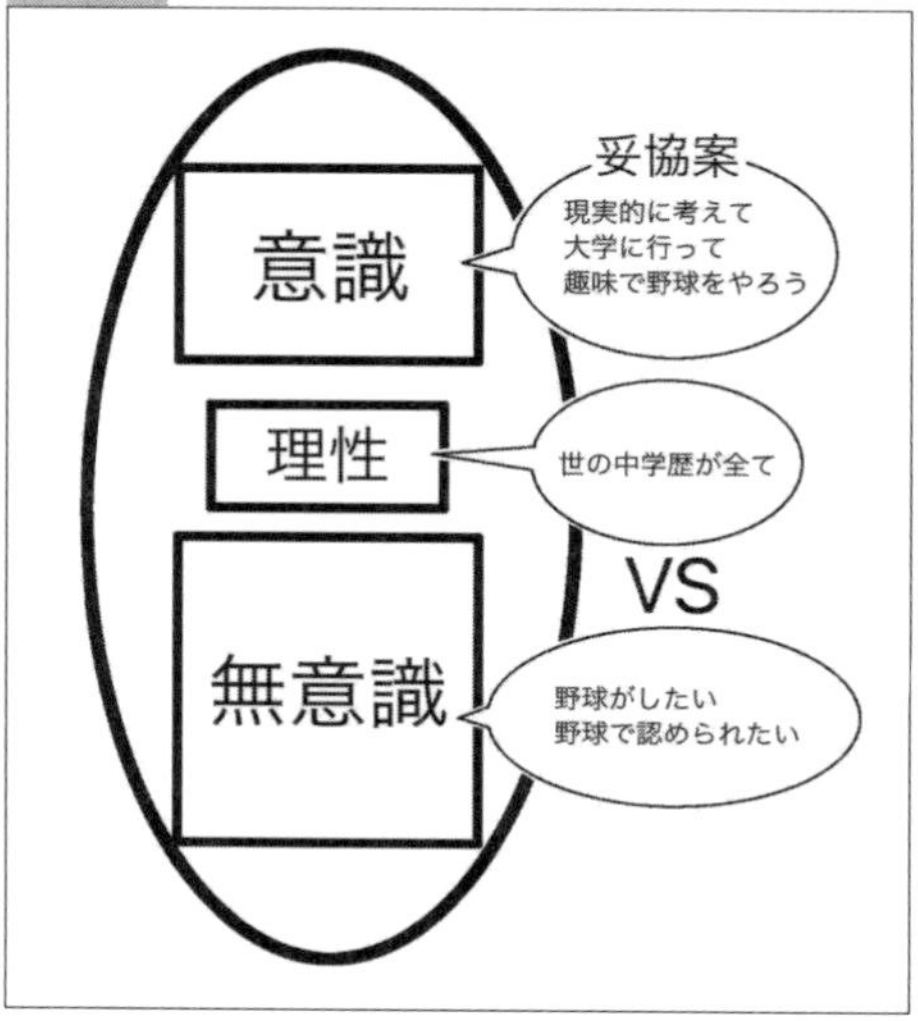

意識
妥協案
現実的に考えて
大学に行って
趣味で野球をやろう
理性
世の中学歴が全て
VS
無意識
野球がしたい
野球で認められたい

フロイトは無意識の中に封印された感情を思い出して、認知することができればヒステリー症状は無くなることを確認しています。なぜ、記憶が無意識から意識に移行すると症状が無くなるのでしょうか。理由は、無意識で暴れる感情的記憶と理性の衝突が無くなるからです。

では、なぜ衝突が消えると症状も消えるのか。これは脳の防衛反応が関わっています。理性は抑えつけている何かを、脳の持ち主（本人）に気づかせたくないのです。脳が1番優先して守るのは心なので、トラウマや理性と逆行した欲が心を傷つけることを脳は防衛しています。脳はその戦略として精神・身体症状を生み出すことで、意識をそっちに逸らしているのです。よって、本人に気づかせたくない力（感情）に本人が気づいてしまえば（思い出す）、防衛する必要がないので、身体症状は消えます。つまり、心の衝突が身体症状に転換されることは、脳の精神防衛戦略でもあるのです。

では、なぜ理性はその感情を封印したかったのか。それは理性にとって害のある欲だからです。トラウマだけでなく、社会に植え付けられた価値観から逸脱する感情（例えば過大な性欲）は、理性にとっては有害でしょう。なので、理性は本人が忘れるように働きます。実は理性にとって有害なだけであり、本人にとって害はありません。しかし、その人の理性（社会）にとって、無意識の力（本人）は心を脅かすものに感じます。言い換えれば、凝り固まり過ぎた価値観に洗脳されているという事です。つまり、神経症とは心の病気ではなく、心の正常な機能（防衛）なのです。もちろんフロイトが治療の中で、記憶が蘇ろうとするプロセスをたどると患者は抵抗を示しました。なぜこんな治療をするのか、あなたは信用できない、と治療を継続できないのです。これも本人が心に気づかないように仕向けようとする脳の防衛反応でしょう。フロイトはそのトラウマ、欲は性欲に関するものがほとんどだと結論付けています。理由は、性異常者とヒステリー患者に共通点が多く見られたからです。封印された欲やトラウマは往々にして性欲と関係するとしたことは、多くの学者から反発を受けましたが、それでもフロイトは心、特に無意識領域の精神世界は幼少期の性欲によって形成されると考えたのです（心理性発達理論）。フロイトの時代と現代ではヒステリー患者の数は違いますし、精神障害の症状も変化しています。それは時代によって人々が持つ理性が変化するからです。フロイトが神経症は、性的なトラウマや性欲が理性に抑えつけられた結果だとしたのは、性欲を抑圧せざるを得ない社会的風潮（理性）が現代よりも、彼の時代には強くあったことが当時の女性ヒステリーの多さの理由であると私は思います。なぜなら、行き過ぎた理性は育った環境や時代背景によって変化するからです。宗教が幅を利かせた時代には、その教典が示すものが理性となる場合がありますし、ある家庭では性にオープンかもしれませんし、別の家庭では、そのようなものに対して厳格であるかもしれません。人が持つ理性は時代や環境によって育まれるものなのです。自分が持っている判断基準や理性は、自分を取り巻く環境によってのみ作られてきたことを自覚しておくべきでしょう。

体は心に勝てない

心のベクトルが行動ベクトルを修正する方法は大体決まっています。例えば、体に病気を起こす等です。それはストレスが原因と簡単に言ってしまいがちですが、そんな単純な話ではありません。心のベクトルパワー（無意識の力）は、自律神経や脳神経系を介して体を止めるのです（病気を起こす）。養生している間に自らと向き合って、本当の気持ちや心が欲するものに気づく場合もあります。しかし、もし向き合うことができずに再び対立すれば、いつの間にか病気だらけという事もあるでしょう。ほとんどの場合、心が体を引き寄せ続けても理性と知性が勘違いを起こします。要は、心とは別方向への歩みを止めないのです。抽象的ですが、これが心と体の対立であり精神病を含めた病気全ての本質だと私は思います。

ストレスとはすなわち我慢であり、我慢は理性でするものです。我慢強いのは良いことですが、その我慢は自分の為になるのでしょうか。理性や知性は必要です。しかし、頑《かたく》なな理性は体を壊します。問題なのは柔軟さを失った理性の方なのです。あなたが普段当たり前のように思っている「〜しなければ」という思考は、周りの環境に植え付けられた価値観です。今、あなたに悩みがあるとしましょう。自分でも何に悩んでいるか分からないけど辛い、聞いてほしい、という思いは誰が持っていてもおかしくありません。そんな思いをあなたは運よく誰かに話すことができたとします。大抵の場合、相談を受けた側は「そんな事でなぜ悩んでいる」「こうすればいいのに」と心の中で思っています。それを伝えるか否かは人それぞれですが、どうしてこの2人の間に、その悩みに対する心理的ギャップが生まれるのでしょう。それは、お互いが持つ理性が違うからなのです。悩んでいる側は「こうしなければ」という枠があることを前提で話しますが、聞いている側はそうしなければならない理由が分かりません。この悩んでいる側が持つ枠こそ理性です。そんな状態でも、ちょっとしたきっかけで悩みは解決します。そして、後になって思うのです。なぜあんな事で悩んでいたのだろうと。もし、あなたが何かに悩み、もしくは理由はないけど辛い気持ちがあるならば、それはあなたのせいではありません。理性という枠の中から脱出しようとする何かがいるのです。その衝突を感情で認知しているだけで、悪い状況は何も起きていません。脱出しようとする何かとは、本当の自分です。したくないことを無理に頑張り、しなければならないと自分に言い聞かせながら生きるよりも、辛いと感じたあなたは本当の自分を認知する一歩手前であります。既存の価値観という枠から飛び出そうとする本当の自分が、それと戦っている最中だからです。理性は環境次第であっという間に変わってしまうでしょう。その理性はあなたの周りの環境だけが持つ価値観なのですから、あなたであって、あなたで無いのです。そんなものに支配されてはいけません。最終的には自分というものを「脳で理解」するより「心で分かる」事が重要なのです。

疾病利得

精神障害で症状が起きる理由をもっと具体的に説明しましょう。精神医学には「疾病利得《しっぺいりとく》」という考えがあります。砕けて言ってしまえば、病気になることで患者自身が得をしているという意味です。私はこんな経験をした患者を知っています。仕事好きな彼は急に心臓の痛みで倒れました。どんな検査をしても心臓に異常はないのですが、彼はたしかに心臓に痛みを感じていました。医師からは心因性と診断されて結局、激しい痛みによって好きな仕事もできずに入院することになりました。ここでポイントなのは、自分は仕事が好きだと思っている事です。しかし、実は彼の無意識では仕事に行きたくないという感情が存在していたり、転職したいと思っていたりするかもしれません。この感情は無意識領域で発生しているものなので普段気づくことはありませんが、無意識の中にあるそれらの感情は「仕事が好き」という意識や「仕事を続けなければいけない」という理性に抑圧されている状況です。意識に上ろうとする無意識と、それを抑えつける意識。誰もがこのような衝突を心に抱えているのですが、この衝突ストレスに目を向けさせないように脳は病気を起こします。病気というのは心で起きている衝突に気づかせない為の、脳の戦略。これが前述した脳の防衛機能です。そして、彼は病気になることである利益を受けていました。それは無意識で望んでいる「仕事に行きたくない」という欲を入院することで満たしているのです。これが疾病利得です。

機能性障害の中でもメンタルが原因であることは実際多くあります（心身症）。私は彼の相談相手になり、話すうちに自分の心と向き合い「俺は今の仕事に不満があるんだ」という考えに至りました。しかし、なぜか病気は一向に良くなりませんでした。この場合、自分に向き合ってるつもりですが本当の気持ちにはたどり着いておらず、衝突は続いている可能性があります。自分と向き合うとはそれだけ難しい事なのです。そして彼は、退院して家で養生することになった時、症状はなぜか無くなったのです。それはなぜか。彼は、今まで家族の為に一生懸命働いてきましたが、家族に感謝されることもなく、家に帰れば家族に対して疎外感を感じていました。それが病気になることで家族から心配され、これまでの仕事に感謝され、関心が自分に向いていることに気づいたのです。そして心臓の痛みも消え、仕事に復帰することになりました。この時、彼が得たものは家族からの関心です。つまり、彼の疾病利得とは家族に対する承認欲求を満たすことにありました。無意識では家族から認められたいと、自分の存在に関心を持たれる事を欲していましたが、理性がそうあるべきではないと言っているかのように抑圧していたのです。こうして心の衝突は、脳の戦略によって痛みを生み出しました。それは心の衝突から気をそらす為（防衛戦略）と、本当に欲している感情を満たす為（疾病利得）でもあるのです。このような心理プロセスが病気の根本にあることを理解して下さい。それは精神障害に限ったことではなく、心臓の痛みや腰痛、頭痛など多くの心身症に関係すると言われています。

フロイトはこの考えにより世界に悪名をあげました。なぜなら、人類にとっては、人間の自尊心を壊すような革命的な考えだったからです。それまでの歴史によれば、コペルニクスが地球は宇宙の中心ではないこと（地動説）を、ダーウィンが人間は神に創られたわけではないこと（進化論）を、人類に突きつけました。どちらも革命的な、すなわち常識に反した考えではありましたがフロイトの考えもまた、それまで定説であった「心＝意識である」という考えを「心の範囲において意識されるものは少なく、無意識の活動がほとんどの行動を作る」と提起することで否定したのです。特にキリスト教圏の人々からすれば、神から与えられたものとして見ていた概念を覆される事はどれも受け入れ難いことでした。それは人類のプライドである理性に対して突きつけたものであり、理性万能主義である現代社会

図8-9

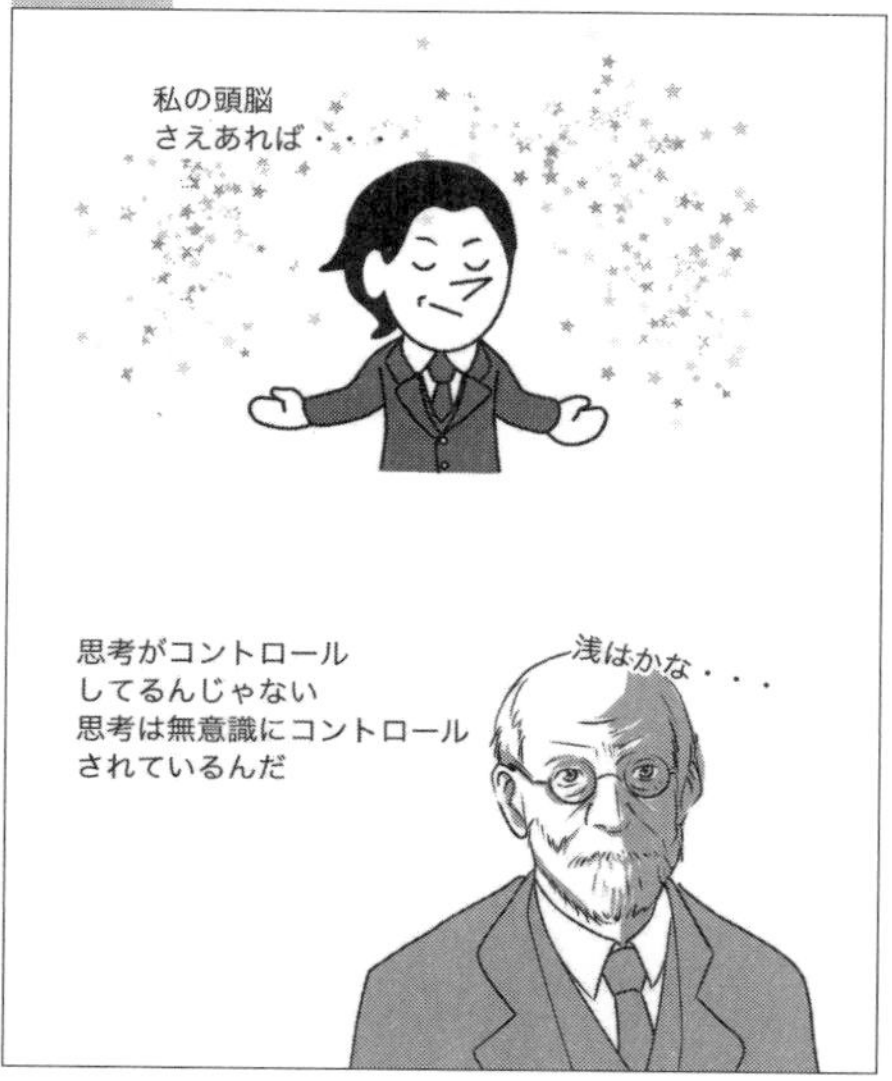

私の頭脳
さえあれば・・・
浅はかな・・・
思考がコントロール
してるんじゃない
思考は無意識にコントロール
されているんだ

をも否定したようなものであります。図8-9　つまり、意識で思考できるモノや理性と知性は人類が手にした最も誇れる武器ではありますが、それさえも無意識で行われる精神活動を基盤に動くものなのです。

地動説が自然哲学から現在の物理学領域まで至るには後のガリレオやニュートン、ケプラーらの功績が大きく、また進化論に関しても、それが科学の水準に達するまでにはその後、遺伝子研究など分子生物学の登場を必要としました。フロイトの研究もいずれソフトサイエンスの発展と共に証明されるかもしれません。しかし、現代社会は未だその考えを享受しているとは到底思えません。実験科学だけが唯一正しい科学であるとする根強い偏見を持つ現代社会は、精神医学においても物質的研究だけを受け入れ、その他は医学ではなく心理学だと完全に一線を引いています。精神病に関係する脳内物質を薬で変化させることが治療とされる現代の精神医学は、フロイトから見ればかなり滑稽なものでしょう。なぜなら、ある精神疾患に関する脳内物質を変化させることで治療できると主張している時点で、その非科学的な考えは、およそ論理的ではないからです。その考えの信憑性は、風邪の原因は発熱だというのと同レベルでしょう。脳内物質の変化は原因ではなく、結果だからです。なぜそれは変化したのかは無視したまま、症状だけを消しているのですから、精神を論理的に哲学しようと試みたフロイトにとって今の精神医学は、その時代の主流医学者と比べても大して変わらないのかもしれません。

脳はとにかく安心したい

理性と心の衝突が無かったとしても、脳は防衛反応（精神障害）を起こすことがあります。それについて私が思うに、脳は何から防衛しているのかというと、漠然とした不安や恐怖です。精神を病んだ方のほとんどは、往々にして言葉にし難い不安や恐怖を感じています。その恐怖は漠然としていて、理由も分からないことがさらに恐怖を増幅させます。そのワケの分からない正体不明の恐怖、不安感から脳は身を守っていて、防衛反応によって身体症状に転換されていくと思うのです。

例えば、ホラー映画が良い例です。登場人物が不穏な空気や雰囲気の中、怪しい場所へ行こうとするシーンがよくあるでしょう。開けなければいいのにと思ってもドアを開けてしまうなど、視聴者のドキドキを煽るシーンが必ずあります。なぜそんな行動をとるのか、その先は絶対に悪いことが起きるだろうに、とつい思ってしまう場面です。しかし、これは映画だからあえてそんな行動をしているわけではありません。実際の人間もこのような性質があり、ある意味正しい反応なのです。それどういう事かというと、不穏な空気や雰囲気には、正体が分からない恐怖感が帯びています。それを目で確認することで恐怖を和らげようとする行動が、先ほどの例で出てくる登場人物が起こす行動です。脳は正体が分からない恐怖よりも、正体が分かった恐怖の方が受け入れやすくストレスが少ないのです。だから、人は怪しい雰囲気を怪しいままにしておくことができません。それを目で確認して安心したい性質があるのです。その結果、たとえ不安が的中しても、正体が分からないまま不安を感じるよりはマシなのであります。この恐怖を和らげるような行動に脳の防衛反応は似ています。

精神病患者はみな言葉にし難い不安や恐怖を感じていると言いましたが、漠然とした不安や恐怖に襲われると、脳はその恐怖を和らげるかのように幻覚や幻聴といった言語化できる現象を作り出します。この症状は、脳が言語化できない恐怖と不安を、言語化でき、他人に伝えることができる恐怖現象に置き換えているのです。脳は記憶を編集し、アナグラムのように言語や記号情報を変換することができます。これらに共通することは、どれも自分にとって都合の良い加工であるという事です。脳は嫌な記憶を消して都合の良い記憶に置き換えたり、自分が求めている事に似たような言葉を前にすると、求めている事に見えてしまったり、聞こえたりしてしまう都合変換のような能力を持っています。要するに、幻覚、幻聴、過剰な妄想などは、正体不明の不安感をはっきりと言語化、認知できる様態《ようたい》に変換して認知している結果なのだと思うわけです。

同じように、身体《からだ》に起きる炎症は外的因子から身を守る為の防衛機能であり、痛みや腫れ、発熱も、自分を守ろうとする反応ですが、時にそれらの問題は過剰になり（アレルギー等）身体を必要以上に傷つけてしまいます。しかし、本来は身体を守る為の反応だという事を忘れてはいけません。なので、精神も身体と同じような防衛反応を持っていても不思議ではないのです。つまり、得体の知れない不安や恐怖は、脳の《精神防衛反応》によって精神症状として置き換わっていると私は考えています。それが幻覚や幻聴、過剰な妄想、強迫観念といった言語化できる具体的なものとして現れているのです。では、その漠然とした不安の正体は何でしょうか。それも、体にとっての警告かもしれません。例えば、腸感覚の悪化を知らせる為に、不安というものを認知している可能性もあるでしょう。生理学的に言えばセロトニン量を通してその現象が起きているのですが、人体哲学的に言えば感情とは細胞からの評価みたいなもので、生命力を表しています。カンデルが言ったように、不安感情は内臓感覚バロメーターとしての報告書のようなものなのかもしれません。

不安や恐怖、つらい気持ちの具体的な理由が分からない事は、実のところ当たり前なのです。なぜなら、その感情の出処である旧皮質などの無意識領域には、言語や思考能力は存在しないからです。私たちは、言語化できる感情だけを正常だと思い込む傾向があります。これも理性万能主義社会が与えた価値観の一つでしょう。ところが、ポジティブな第六感的感情は誰もが知っています。つまり、「理由はないけれど、こうしたい。こう思う」等の直感ですが、その理由がない事に対しては誰も恐れをなしません。理由がないのは、その感情の出処が思考能力のない旧皮質だからです。経験的に直感が働く類の感情は、旧皮質から生まれます。よって、直感を説明できない事は当然であると皆さんも納得できるでしょう。同じく、理由のない不安は、ネガティブな直感とも言い換えることができます。つまり、不安やワケの分からない感情を認知した時、言語能力のない部分(腸や旧皮質)から生まれた感情に対して理由を求める事は、直感を説明しろと言っているのと同じように無理な話なのです。よって、たとえ精神障害だとしても、まず身体からの感覚（腸）を整えるべきだと繰り返し主張したいのであります。

9章　体を管理するのは医者or自分

主流医学の盲点

1章で説明した通り、ウィルヒョウの細胞病理論の台頭から医学とは体を分析することになりました。その考えによって解剖生理学が進み、より詳細な構造と機能が明らかにされてきた医学の進歩は、多くの命を救ってきました。そして当然ですが、新しい発見が増えると同時に知識が増え続けます。つまり、医学の分析化が進むと同時に莫大な情報量とその更新を医師にもたらすのです。結果、医師は科学的態度や医療哲学など思考する余裕などなく、一般人と比べた時に、多くがただ専門的な知識を持つ人となってきたわけです。大部分の医師は、科学的思考を要求された専門的労働者であり、医学者ではありません。決して批判しているのではなく、私たちを治療してくれる医師とはそうであると述べているだけです。むしろ、人体実験のような感覚で治療されたら患者はたまったものではありません。よって、医師とはできるだけ多くの情報を持ち、過去の臨床事例や経験から最適な治療法を選ぶことが仕事であり、病とは何かと問われても困るのです。莫大な情報に飲み込まれた現代の主流医学では「知っている」かどうかで仕事の良し悪しが決まります。これが専門性を重視するようになった原因でもあるのですが、どれだけの情報を持っているかで判断される医師にとって医学を思考する必要はありません。主流医学が科学的思考から科学的知識へと変化したことは、人体を固定化された概念で診ることにつながっています。体の概念を固定して診ることは、医療をサービスとして提供できることを可能にしている点では有用でしょう。しかしこれは、医学が「科学」よりも「工学」の概念を多く持つことでもあるのです。現にＡＩやロボット工学の研究が進み、バイオマテリアルの質が向上していることは健常者の身体をよりパーツとして診る事を助長しています。いずれ「銀河鉄道９９９」の世界のように体を工学化（ロボット化）することが・・医療として提供されるのでしょう。

科学とは、世の理《ことわり》を解明し利用することです。理とは、物事の現象がそうである理由の事。そこから逸脱しないことが理想ですが、実用社会に不可欠な工学には人間のエゴが入りがちです。つまり、今の科学は、何かを実用したいからそれを生み出すというやり方なのです。例えば、ずっと若くいたいから無理やり化学物質で補うとか、新しいパーツに取り換える等。自然法則探究の前に目的が存在してしまうと、それは科学ではなく工学に近いのです。医療工学が悪いとは思いませんが、だからといって科学的態度を持つことを止めていいわけではありません。異常細胞は薬で殺し、再び発生したらまた殺す方法を考えるといった工学化された治療概念から抜け出す必要があります。なぜ細胞は突然変異するのか、変化の理由を考えなければなりません。それは人間を哲学することに近いものがあります。なぜりんごは地面に落ちるのか、その先の思考が科学的態度を生んだように、なぜ人は病気になるのか、この思考を止めてはならないのです。

突然変異の理由を考える

4章ではエネルギー生産の話をしました。ミトコンドリアは酸素が必要で、解糖系は酸素が不要なエネルギー生産をするという事でしたが、細胞はなぜ2つの方法を持つのでしょうか。ヒトは90%以上の細胞活動をミトコンドリアで行います。持続的な内臓活動には酸素を使った不可欠なエネルギー生産方法です。本来、細胞は傷ついて修復不可能な状態になると、アポトーシスと言って自死する機能があります。これは、その細胞が自ら死ぬことによって全体を救う為の機能です。しかし、アポトーシスを行う為にはミトコンドリアが機能していなければなりません。ミトコンドリアは酸化物の蓄積、低酸素、低体温で機能を落とします。つまり、浮腫みによって低酸素、低体温に陥った細胞は酸化物で傷ついたとしても、修復できず、ミトコンドリアによるアポトーシスで死ぬこともできないのです。しかし、この環境に適した細胞が1つあります。それがガン細胞です。ガン細胞はミトコンドリアを使わずに酸素なしで増え続けることができて、アポトーシス機能を持ちません。解糖系に頼ったエネルギー代謝を行うのです。私の推測ですが、ガン細胞とは死ぬことができなかった細胞が、低酸素環境で生きる為に変異せざるを得なかった姿ではないかと考えられます。どんな生物も生き残る為に、変化（進化）してきました。それは突然変異とも呼ばれます。生存する為に突然変異することは生物にとって当たり前の事ですが、人間の細胞もそうではないかと思うのです。もし、酸素が足りない環境に置かれたら、細胞はどう生き延びようとするでしょうか。生存確率を上げる為に、環境に適した形態に変化する方が効率的だと私なら思うわけです。つまり、ガン細胞に変身してしまった方がその細胞は生存できるのではないかという意味です。解糖系は大気中に酸素がまだ少なかった時代から存在していて、下等動物などが主に使うエネルギー生産方法です。ヒトの細胞も環境次第では、レベルを落としてガン細胞としてそのような生存方法を選択するのではないかと思います。浮腫みによって酸素と栄養を失った細胞は、全体の為に死ぬこともできず、その環境に適した形態に変化して生きる選択肢しか与えられなかったのかもしれません。もし、ガン化が細胞の生存戦略だとすれば、適切な環境に出会った時には正常細胞に戻るでしょう。ガンである必要が無くなるからです。しかし腫瘍学では、たとえ酸素がある状態でもガン細胞はミトコンドリアではなく、解糖系に頼って生存することが観測されています（ワールブルグ効果）。なぜ、酸素を使ったより効率的なエネルギー代謝ではなく、糖を使った非効率なエネルギーに依存するのか、その意義はまだ分かっていません。一方で最新の研究によると、ガン形質を持たない細胞でもワールブルグ効果を観測することができていて、その変化はガンの理由ではなく、結果に過ぎないとの事です。つまり、ワールブルグ効果とはガン細胞というある種、定義された異常細胞の代謝変化の一部であり、ガンに必ずしもワールブルグ効果が当てはまるわけでは無いようなのです。このような科学的パラドックスはいずれ解明されるでしょうが、結局は私たちが日常で行う生活の中に病の理由はあるので、実際できることと言えば生活習慣を見直す以外にありません。実際に、ガンを完治させた方の手記などを読んでいると、有酸素運動で代謝と体温を上げ、リラックスして酸素を取り込み、活性酸素を減らす食生活を意識している人が多いように思えます。ガン細胞に対する治療ではなく、体全体の環境を変えているのです。最新医療では、ガンの遺伝子を抑制するといったやり方がされていますが、それではガン化する原因は無くなっていないので健康に戻ったとは言えません。ガンの増殖を抑えることができるのは喜ばしいことです。それによって助かる命は多いでしょう。しかし、病は理由があってなるものです。理由を無視して無理やり細胞に手を加え、生きようとすることは自然摂理からかけ離れた考えを受け入れる事でもあります。すでに人類は、生物ではなく工学物として生きる道を歩み始めているのかもしれません。

西洋医学と東洋医学

西洋医学では大量のデータを集めて平均化し、検査項目の基準数値を設けます。基準からはみ出せば病気として扱い、たとえ不調があっても基準値内であればそれは病気として扱いません。その基準からはみ出した数値を、基準内に戻そうとするのが薬です。それを西洋医学では、治ったと言います。薬とは対症療法が基本なのであって、熱が出れば解熱剤、血圧が上がれば降圧剤、うつ病には抗うつ剤、ガンには抗がん剤と、全て症状を抑圧する為のものです。ただ一時的に押さえつけているだけで、再び繰り返すのは当然でしょう。原因に対して治療しているわけでは無いのですから。とりあえず症状を抑える為に出される薬が、患者側は治す為の薬だと思ってしまうので、一向に病気になった理由や意味を考えないままになってしまうのです。世間にとって西洋医学はとても分かりやすいので気持ちは分かります。体の不調が数値に表れるので良い悪いの判断に最適であり、定義がはっきりしているので患者もとっつきやすいでしょう。しかし体を平均データで管理されていることを忘れてはいけません。西洋医学が言う「正常」とは「平均」の事です。あなたがもし平均とは異なる身体所見を持っていたら、異常になります。それがあなたにとってベストな状態であってもです。そこに医師は一切関知しないでしょう。

東洋医学は体を全体で診ます。図9-1　異常部分が異常なのではなく全体が異常な結果、部分的に症状が出たと考えるのです。そして、病気の原因が「コレ」とはっきりわかっている必要がありません。なぜなら向き合うべきものは自分の心身全てだからです。自分の体をよく知っていれば、小さなズレ（不調）の段階で気づくことができ、小さな力で修正し、大きな不調になることを防げるという考えを基にしています。自分と向き合うことは、考え過ぎることではありません。アンテナを外ではなく自分に向けることであり、自らの生活に集中することです。仕事や他人の事で忙し過ぎる人は、自分の

図9-1

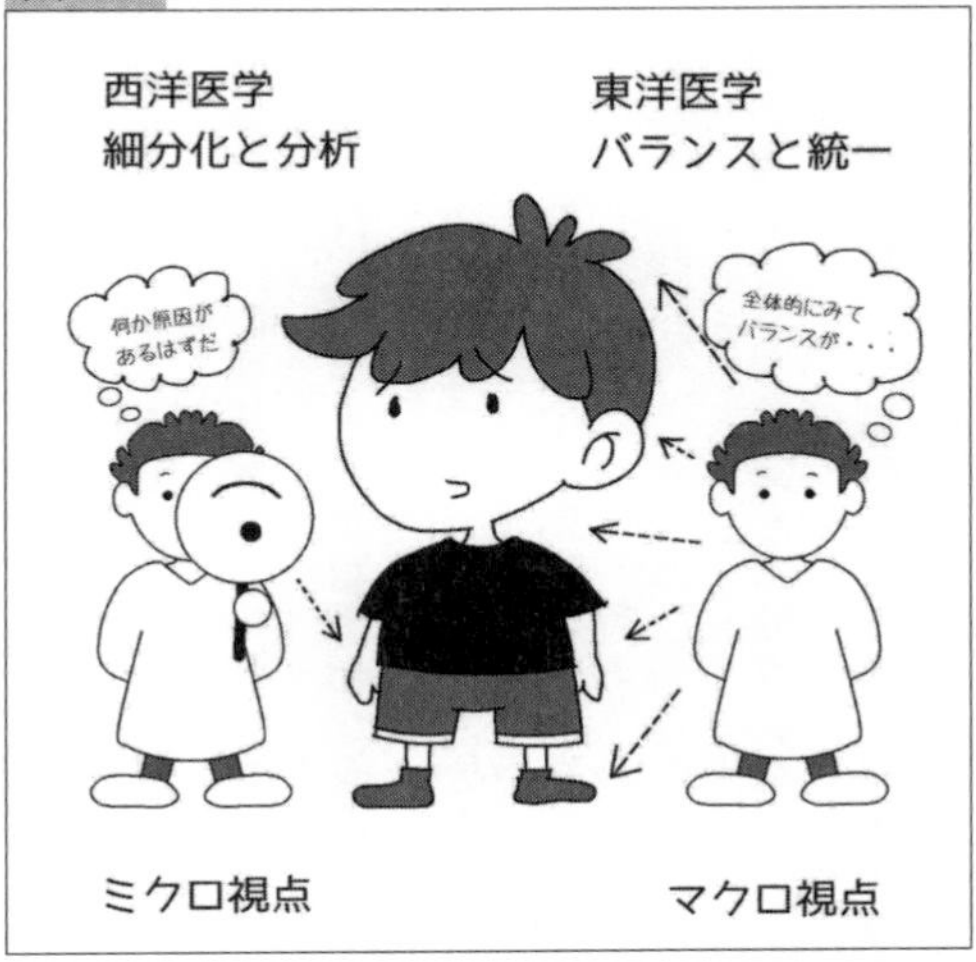
西洋医学
細分化と分析
東洋医学
バランスと統一
何か原因があるはずだ
全体的にみてバランスが・・・
ミクロ視点
マクロ視点

事をよく知りません。そうなると、体が蝕まれていくことに気づけないでしょう。病気を「間違い」と捉え、それを修理することが医療になっている現代の主流医学に比べ、病気は決して間違いではなく、正常な反応だという哲学を持って修正していく東洋医学や一部の西洋医学、ホリスティック医学は、よほど科学的態度を持っていると思うのです。多くの人は、専門家じゃないんだから体の事は分からないと言います。体イコール知識という価値観を持っているからでしょう。しかし、その体はあなたのものですから、知っていなければなりません。それは解剖生理学的な知識を持つことではなく、自身の身体観を持つことなのです。

現代では、なぜ病気をそれぞれ切り分けて考え過ぎてしまうのでしょうか。もし肺ガンを患っても、肺にしか気を使わないのは不思議です。血液の質や自律神経の乱れ、細胞の老化ストレスが原因であるのに、なぜ同じ血液で栄養されている他の臓器が健康だと思ってしまうのか。目の病、肝臓の病、神経の病、胃の病とそれぞれ別の原因があり、それぞれ別の治療法が存在し、患者もそれぞれ分別して自分の体を認識しています。しかし、病気を治す、予防することは、単に「ガンにはこれが効く」「認知症にはこれが効く」「糖尿病にはこれが効く」といった個別に対策を持つことではありません。肝臓はとても健康的なんだけど腸は病的な状態だ、という事は基本的に無いのです。

ほとんどの病は体全体の免疫力低下が起こす産物だと理解した読者の皆さんは、単純な健康法を求めることはもうしないでしょう。不健康という状況は健康診断や検査によって数値で表せるものではなく、自分の生活態度と向き合って実感するものなのです。

結局何をすればいいのか

病を理解して、自分で予防することを伝えたい思いから、本書では生活習慣に関する具体的な方法論を述べることを避けてきました。しかし、生活を改善するきっかけとなる為に、皆さんにやってほしい事が３つあります。

まず１つ目は、本書のテーマでもある咀嚼。病気を持っていない人は一口50回噛みましょう。健康オタクだったと言われている徳川家康が残した健康十訓には、咀嚼は一口48回行うべしと書かれています。現代は江戸時代と比べて人工的な食品が多いのでもっと噛むべきですが、まず50回に慣れることです。すでに何か患っている人は食べ物を飲み込むことを止めて、咀嚼しているうちに食べ物が消えているような食べ方をしましょう。かなりの回数噛むはずです。当然今までより食事時間は長くなりますが、血糖の急上昇を防げるので太りにくくなります。咀嚼の重要性はしつこく説明してきたのでこのくらいにしておきましょう。

2つ目は味噌汁を毎日飲むこと。味噌は健康食品として有名ですが、その効果は絶大です。味噌の発酵菌は腸内環境で善玉菌として働きます。自分の持つ善玉菌は今後一生お世話になるので、労わる必要があります。食べ物から善玉菌を摂取して、腸内に住む善玉菌を助けてあげましょう。味噌は添加物ができるだけ少なく、発酵菌が多いものを選ぶと良いです。分からなければ、いつも通っているスーパーで予算内に収まる1番高い商品を試しましょう。。味噌は沸騰させてしまうと発酵菌が死んでしまうので調理法には気を付けて下さい。味噌の善玉菌を取り入れることで、すでに保有している善玉菌を助けることをプロバイオティクスといいます。そして保有している善玉菌のエサとなる、例えばオリゴ糖などを摂取することをプレバイオティクスといいます。腸内細菌を意識した食事を心がける事で、自分はどんな食品が合っているのか分かるようになってきます。ちなみにプロバイオティクス、つまり善玉菌を接種するときの注意点として、軽い食事または空腹時に行うのが良いでしょう。なぜなら善玉菌であるビフィズス菌やラクトバチルス菌は酸に耐性を持ちますが、長時間胃酸に晒されると死んでしまう可能性があります。脂っこく重い食事をすると、胃はそれに対応して消化時間を長くするので、善玉菌が巻き込まれてしまえば、せっかく接種した善玉菌が腸に届かないかもしれません。だからできるだけ早く胃を通過して腸に届ける為には、軽食にするとか、野菜、味噌汁などを食べた後にごはんや肉を食べましょう。

3つ目は唾液腺周りのマッサージ。唾液腺は、首にある血管に栄養されています。しかし、首の筋肉が緊張していると血流が悪くなり、唾液腺を栄養できず、材料である血液量が減るので唾液も減ってしまいます。よって、唾液腺周りの筋肉をマッサージして血液量を増やすことが咀嚼の力をより高めてくれるのです。

まず首の最も大きな筋肉である胸鎖乳突筋《きょうさにゅうとつきん》をストレッチします。この部分は神経や血管が多く通っているので、自分でマッサージすることは控えましょう。ストレッチで十分です。背筋を伸ばした姿勢から頭を軽く後ろに倒します。そして、顎先を

図9-2

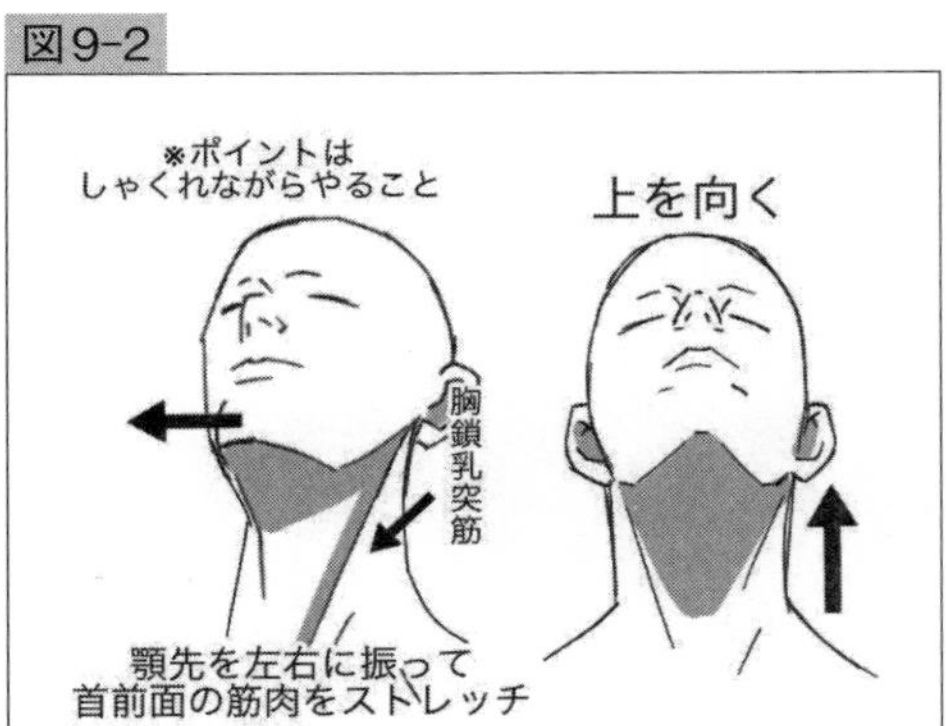
※ポイントは
しゃくれながらやること
上を向く
胸鎖乳突筋
顎先を左右に振って
首前面の筋肉をストレッチ

左右どちらかに向けたら、そのまま下顎を突き出してしゃくれます。**図9-2** そうすると胸鎖乳突筋がストレッチされるでしょう。注意してほしい事は、5秒以上ストレッチしないことです。胸鎖乳突筋がストレッチされることで、その下を通る血管が潰されて、めまいや立ち眩みを起こす場合があります。特に血圧が低い人は気を付けて下さい。1日で5秒のストレッチを3回もやれば十分です。その後、顎下の骨に沿って指でマッサージしていきます。骨際ギリギリのところに指を軽く入れて筋肉を刺激すると、唾液腺周りの筋肉がほぐれてきます。**図9-3** これも軽く10秒ほどやれば良いです。続けていると、顎下を押すだけでジワ～っと唾液が出てくるのを感じると思います。唾液腺の血流量が増すからです。この1分もかからない2種類のストレッチとマッサージを継続すると頭痛が楽になる人もいます。仕事などで頭を使い過ぎると、首前面が固くなりますが、これは首の血管を筋肉で圧迫することで、脳圧を高めて緊張させ、集中しようとする機能のせいです。その緊張が取れずに、気づいたら体に力が入っている人は

図9-3

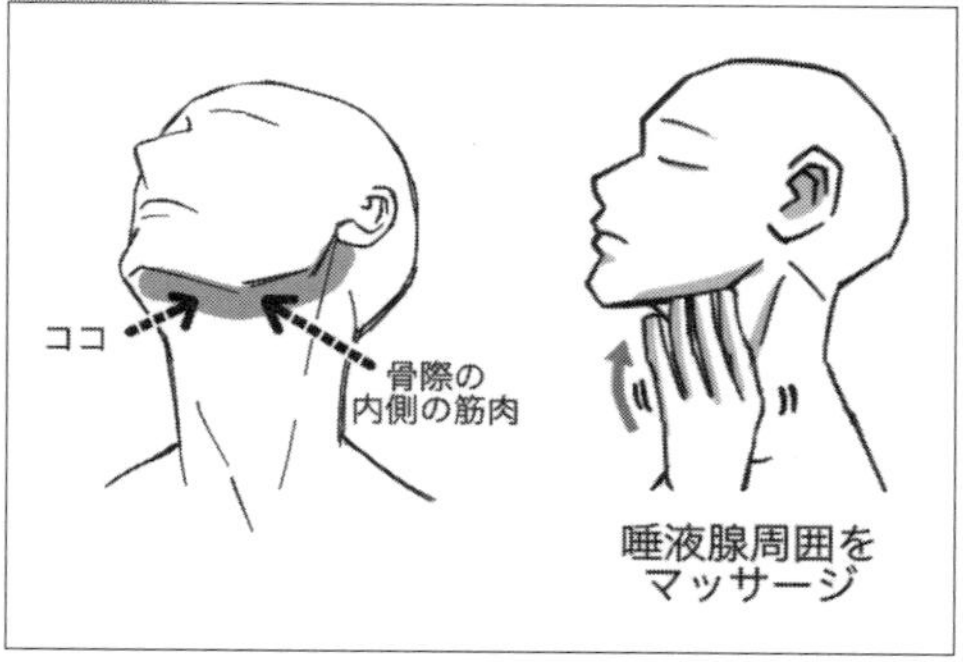

多くいます。就寝前と仕事中にこのストレッチとマッサージをやってみて下さい。唾液量が増えるだけでなく、体の緊張も徐々に取れてくるはずです。

終わりに

この本を手に取ったあなたは、すでに健康に対して興味があるのでしょう。しかし時に、健康でいようとするモチベーションが無くなることもありますよね。不健康な生活習慣の波に飲み込まれ自分の体など、どうでもよくなってしまうのです。初めは新しい情報に感化され行動できるのですが、そのうち食生活などがおろそかになってきます。なんでもそうですが、継続して行動できる人は習慣化することでそれを可能にしています。私は心や行動にもホメオスタシスがあると思っています。習慣とは、心と行動がそれぞれ基準となる状態に一定化（ホメオスタシス）することです。図9-4

例えば、毎朝ランニングをしている人が、たまたま走れなかっ

図9-4

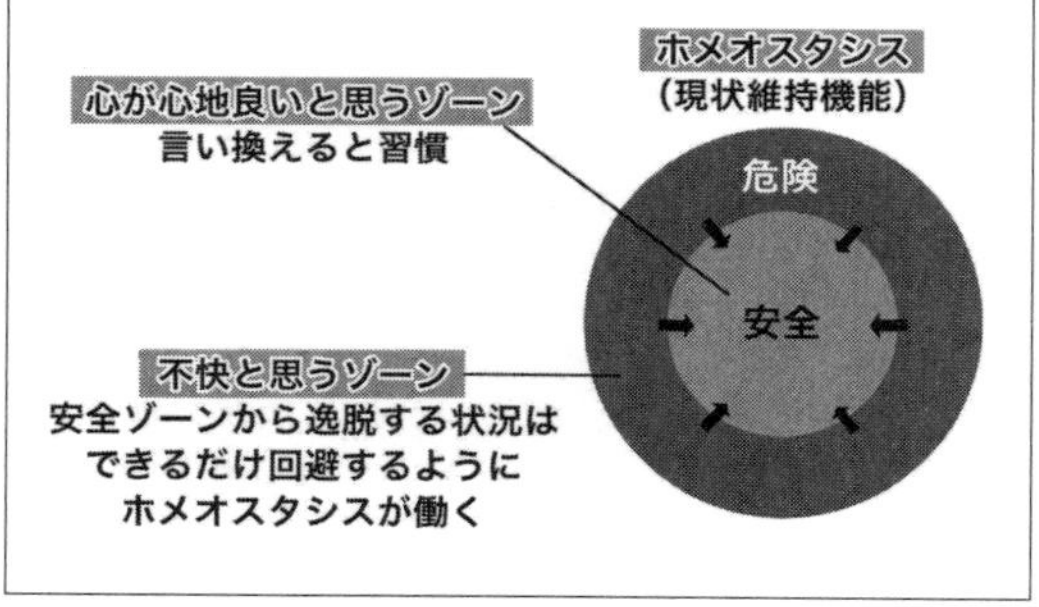

た日があるとします。その人は、良くわからないけどモヤモヤし、走らないとその日が終わらない気がしてきます。これは、毎朝ランニングをするという基準に行動が寄っていくことでもあるのです。結局ランニングをしてから一日を終え、行動のホメオスタシスが働いたことになります。心も同じで、絶対に不正はしないと正義感が強い人はそれが基準となって、日々の選択や決断がその基準に寄っていきます。道で財布を拾ったけど、急いでいたので拾ったまま家に帰ってきてしまったとします。中身を見てみると現金だけ入っていました。交番に届けるのも面倒だし、現金だけだから無くなって本当に困るものは無さそうだと思い、そのまま盗ってしまうこともできると考えました。しかし、その状態では心に何か引っかかっている感じがして耐えられません。結局、その人は財布を拾ってから何日経とうと、交番に届けるのです。これは不正をしないという心の基準に最終的には回帰した、心のホメオスタシスの働きであります。このように、心と行動にもホメオスタシスがあり、それを言いかえれば習慣なのです。ではどのように、健康的な生活を続けるという習慣を心に植え付ければ良いのか。これには「人は環境に順応する」という性質が使えます。例えば、英語しか通じない環境にいれば、自ずと英語を話すようになります。これは英語環境に順応したという事です。他人と一緒に暮らせば、気づかないうちに性格が似てくることがあります。これは、同居している人の性格に触れるという環境に、自分が順応したという事です。人は周りの環境と自分を適応せる為に心から順応していき、行動につながっていくものなのです。それと同じで、もしあなたが汚い部屋で生活しているとすれば、心もそれに順応して同化してしまいます。汚い部屋、整理されていない環境を常に目にして生活する人が、体内をキレイにしようとは思いません。それは汚く、ゴチャついたものに感覚が順応しているからなのです。むしろゴチャゴチャしている方が心地良いとまで思うかもしれません。このように自分の身を置く環境によって感覚も思考も変わります。決して風水的なものではなく、これは人間が環境に適応する為に持っている能力だと思います。だから、少なくとも身の回りを整える事は心を整える事と同じであり、当然そのような心を持てれば次は自分の体をキレイにしようと行動するでしょう。身の回りを整えるというのは、掃除だけではありません。ある人にとっては、整理整頓、断捨離、掃除かもしれませんが、家具などの色を統一した方が、スッキリする人もいるでしょうし、できるだけ気持ちの良い人としか付き合いをしないという人間整理も、身の回りの環境を整える方法です。健康でいようとする意欲やモチベーションの継続は頑張って持ち続けるものではありません。意思を意思で変えようとしてはいけないと、どこかの偉い人が言っていたようにまず行動するべきなのです。まず部屋を掃除しましょう。そうすると心が後からついてくるように、自分の体にも気を使うように自然となってきます。健康的な生活はやろうと決意してやるものではなく、やりたくて自然とやっているものなのです。

(1) https://www.jmaj.jp/detail.php?id=10.31662/jmaj.2020-0083

(2) https://www.covid19-jma-medical-expert-meeting.jp/topic/4565

(3) https://monographs.iarc.who.int/list-of-classifications/

(4) https://www.mhlw.go.jp/file/06-Seisakujouhou-11130500-Shokuhinanzenbu/0000046927.pdf

(5) https://jp.reuters.com/article/idJPjiji2011031100382

(6) https://environmental-neuroscience.info/free_paper/Kagaku_201402_Kuroda.pdf

(7) https://www.actbeyondtrust.org/wp-content/uploads/2022/07/futuredialogue05_1.pdf

(8) Henry M, et al. Science 2012

(9) https://www.mhlw.go.jp/www1/topics/kenko21_11/b9.html

(10) 西岡一（2003）『噛めば体が強くなる』草思社　4章

(11) 西岡一（2003）『噛めば体が強くなる』草思社　6章

(12) http://www.fujita-hu.ac.jp/~smedsci/news/brainph/index.html

(13) https://www.bri.niigata-u.ac.jp/research/column/001576.html

(14) https://www.jst.go.jp/pr/announce/20101224-2/index.html

(15) 福土審（2007）『内蔵感覚　脳と腸の不思議な関係』日本放送出版協会　14

(16) 福土審（2007）『内蔵感覚　脳と腸の不思議な関係』日本放送出版協会　3 章

(17) 福土審（2007）『内蔵感覚　脳と腸の不思議な関係』日本放送出版協会　2 章

(18) Eric R. Kandel、James H. Schwartz、Thomas M. Jessell、Steven A. Sigelbaum、A.J.Hudspeth

(2014)『カンデル神経科学』訳　金澤一郎　宮下保司　メディカルサイエンスインターナショナル　1056

(19) https://www.tsukuba.ac.jp/journal/images/201117yanagisawa%20%281%29.pdf

(20) https://www.amed.go.jp/pr/2017_seikasyu_02-12.html

(21) https://www.keio.ac.jp/ja/press-releases/files/2019/1/7/190107-1.pdf

(22) https://www.tohoku.ac.jp/japanese/newimg/pressimg/tohokuuniv-press_20140122_03web.pdf

(23) https://www.amed.go.jp/news/release_20180108.html

佐藤友亮　『身体知性　医師が見つけた身体と感情の深いつながり』（2017）朝日新聞出版
堤未果　『日本が売られる』（2018）幻冬舎
西岡一　『噛めば体が強くなる』（2003）草思社
中村天風　『いつまでも若々しく生きる』（1998）日本経営合理化協会出版局
中山敬一　『新オミクス技術で見えたがん代謝の新経路　第二のワールブルグ効果、腸内細菌・細胞老化とのかかわり』（2021）羊土社
福土審　『内蔵感覚　脳と腸の不思議な関係』（2007）日本放送出版協会
リチャードアッピグナネッセイ　『フロイト』（1980）現代書館
後藤利夫　『あなたの知らない乳酸菌力』（2011）小学館
『臨床栄養』臨時増刊：脳腸相関『日経サイエンス』（2017）2月号

ジークムント・フロイト　『フロイド選集5　性欲論』懸田克躬訳　（2014）日本教文社
高橋豊　『精神障害と心理療法「悪魔祓い」から「精神分析」、「親-乳幼児心理療法」への概念の変遷』（2014）河出書房新社
安保徹　『人がガンになるたった2つの条件』（2012）講談社
カール・サイモントン／ステファニー・M・サイモントン／ジェームス・クレイトン共著『がんのセルフコントロール　サイモントン療法の理論と実際』（1982）創元社
Eric R. Kandel、James H. Schwartz、Thomas M. Jessell、Steven A. Sigelbaum、A.J.Hudspeth『カンデル神経科学』訳　金澤一郎　宮下保司　（2014）メディカルサイエンスインターナショナル

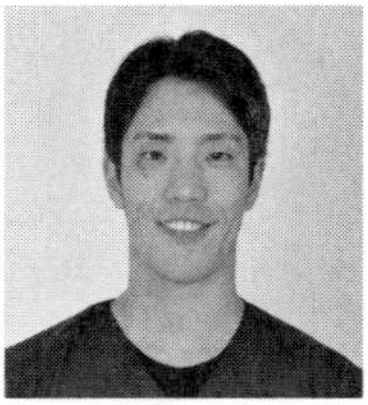

滝沢直也（たきざわ・なおや）
1996年生まれ　長野県長野市出身。
長生学園卒業・あん摩マッサージ指圧師国家資格取得
現在は都内の治療院にて院長職に従事。
元ボクサーの経験からスポーツ障害を得意とし、整体師としてアスリート等を治療・指導。
経絡等の東洋医学と運動学や生体力学等の西洋医学、両方の視点から治療を行い、多くの自論を持って免疫力向上や不妊症改善などの講演活動を行う。

神の液体　免疫力を取り戻せ！　ガンと鬱は自分で治す
2024年1月9日　　第1刷発行

著　者——— 滝沢直也
発　行——— 日本橋出版
〒103-0023　東京都中央区日本橋本町2-3-15
https://nihonbashi-pub.co.jp/
電話／03-6273-2638
発　売——— 星雲社（共同出版社・流通責任出版社）
〒112-0005　東京都文京区水道1-3-30
電話／03-3868-3275
印　刷——— モリモト印刷

ISBN 978-4-434-32982-1